|歯科衛生士テキスト|

最新薬理学
― 疾病の成り立ち及び回復過程の促進 ―

編 集 (50音順)

| 大阪歯科大学名誉教授
太成学院大学教授 | 大浦　　清 |
| 愛知学院大学名誉教授 | 戸苅　彰史 |

執 筆 (50音順)

元愛知学院大学短期大学部 歯科衛生学科教授	新井　通次
大阪歯科大学名誉教授 太成学院大学教授	大浦　　清
東京歯科大学教授	笠原　正貴
愛知学院大学短期大学部 歯科衛生学科准教授	近藤　久貴
元大阪歯科大学教授	篠原　光子
日本歯科大学生命歯学部教授	筒井　健夫
愛知学院大学名誉教授	戸苅　彰史
大阪歯科大学歯学部教授	野﨑　中成
福岡歯科大学口腔歯学部教授	八田　光世
愛知学院大学歯学部教授	濵村　和紀
日本大学生物資源科学部教授	山﨑　　純
関西女子短期大学教授	山本まりこ

学建書院

はじめに

　わが国は，超高齢社会を迎え，よりよい生活の質「QOL：クオリティ・オブ・ライフ」を保つため，口腔ケアが重要視されています．また，歯科疾患と全身疾患との関連性も明らかになり，歯科衛生士の役割はますます重要なものとなってきています．

　歯科衛生士教育は，3年制の専門学校，4年制の大学等があり，学ぶ内容は日ごとに増えています．

　薬理学は，未知の生命現象を解明していく生命科学としての面と，ヒトの疾病の治療，予防，診断に用いるという健康科学の面を併せもっています．また，薬理学は，薬物を生体に与えた場合に生体が現す反応を研究する科学であり，臨床とも密接な関係をもち，ヒトの疾病の治療に最も必要とされる科学の1つです．

　新しい薬物が次々と開発されています．それゆえ，学生諸君には最新の薬物の知識を積極的に学んでいってほしいと願っています．

　本書は，将来歯科衛生士になろうとする学生諸君が，卒業までに身につけるべき薬理学に関する必要最小限の基本的学習内容を記載しています．また，卒業後は，歯科医師だけでなく，医師，看護師など，他領域の人々と一緒に仕事をする際に求められる隣接医学の内容も学べるようにしました．重要な事項や薬物は，太字で記載しました．

　章の初めには学習の到達目標を記載し，章の終わりには内容の復習・理解度のチェックを兼ねて問題を付けました．各章の講義が終了したあとに，どの程度理解できたか，毎回，自分自身でチェックしてください．

　また，効率よく薬理学を学べるように，覚えるべき重要項目をできるだけ箇条書きにするとともに，図や表にまとめて理解しやすいようにしました．

　本書を有効に活用することにより薬理学を得意科目にするとともに，臨床の現場にも役立てていただきたいと願っています．

　最後に，本書の刊行に際し，多大なご支援とご協力をいただいた学建書院社長　木村勝子氏，編集担当　大崎真弓氏に厚くお礼申し上げます．

2016年12月

著者一同

もくじ

I 総論

1 歯科臨床における薬理学・歯科薬理学の意義 …………… 大浦　清　2

2 薬物療法と医療における薬物 …………… 新井通次・戸苅彰史　4
1. 薬物療法 ………………………………………………………… 4
2. 医薬品医療機器等法と日本薬局方 …………………………… 5
3. 医薬品の法的規制 ……………………………………………… 8
4. 医薬品の取り扱い ……………………………………………… 10
5. 医薬品の開発 …………………………………………………… 16

3 薬理作用 …………………………………………… 大浦　清・篠原光子　18
1. 薬理作用の基本形式 …………………………………………… 18
2. 薬理作用の分類 ………………………………………………… 19
3. 薬理作用と用量 ………………………………………………… 20

4 薬物の作用機序 ………………………………………………… 山﨑　純　22
1. 受容体に作用する薬物 ………………………………………… 22
2. イオンチャネルやトランスポーターに作用する薬物 ……… 25
3. 酵素に作用する薬物 …………………………………………… 26
4. その他の作用 …………………………………………………… 26

5 薬物の適用方法と体内動態 …………………………………… 山﨑　純　28
1. 生体膜の通過 …………………………………………………… 28
2. 薬物の吸収と適用方法 ………………………………………… 29
3. 薬物の分布 ……………………………………………………… 32
4. 薬物の代謝 ……………………………………………………… 33
5. 薬物の排泄 ……………………………………………………… 34
6. 薬物動態パラメーター ………………………………………… 35

6 薬物の作用を規定する因子 …………………… 近藤久貴・戸苅彰史　38
1. 生体自身に起因する感受性の差 ……………………………… 38
2. 薬物の投与方法に起因する感受性の差 ……………………… 41
3. 服薬遵守の差 …………………………………………………… 42

7 薬物の副作用，有害作用，相互作用 …………… 大浦　清・篠原光子　44
1. 副作用，有害作用 ……………………………………………… 44
2. 相互作用 ………………………………………………………… 48

II 一般薬理学

1 末梢神経系に作用する薬物 ……………………… 山﨑　純　54
1. 自律神経系に作用する薬物 ……………………………… 55
2. 体性神経系に作用する薬物 ……………………………… 62

2 中枢神経系に作用する薬物 ……………………… 笠原正貴　64
1. 中枢神経興奮薬 …………………………………………… 65
2. 全身麻酔薬 ………………………………………………… 66
3. 催眠鎮静薬（催眠薬） …………………………………… 71
4. 中枢神経疾患治療薬 ……………………………………… 72
5. 精神疾患治療薬 …………………………………………… 74

3 呼吸器系・循環器系に作用する薬物 …… 濱村和紀・戸苅彰史　76
1. 気管支喘息治療薬 ………………………………………… 77
2. 鎮咳薬 ……………………………………………………… 78
3. 去痰薬 ……………………………………………………… 78
4. 高血圧治療薬 ……………………………………………… 79
5. 心不全治療薬 ……………………………………………… 81
6. 抗不整脈薬 ………………………………………………… 81
7. 狭心症治療薬 ……………………………………………… 82

4 緊急対応時に用いる薬物 ………………………… 笠原正貴　84
1. 緊急薬品 …………………………………………………… 85

5 消化器系に作用する薬物 ……………… 近藤久貴・戸苅彰史　88
1. 消化性潰瘍治療薬 ………………………………………… 89

6 代謝系に作用する薬物 …………………………… 筒井健夫　92
1. 糖尿病治療薬 ……………………………………………… 92
2. 脂質異常症治療薬 ………………………………………… 93
3. 痛風・高尿酸血症治療薬 ………………………………… 94
4. 骨粗しょう症治療薬 ……………………………………… 95

III 歯科薬理学

1 局所麻酔に用いる薬物 …… 笠原正貴 98
 1 局所麻酔薬 …… 99

2 止血・抗凝血に用いる薬物 …… 笠原正貴 104
 1 止血薬 …… 105
 2 抗凝固薬（血液凝固阻止薬）…… 106

3 痛みに用いる薬物 …… 山﨑 純 110
 1 中枢性鎮痛薬 …… 111
 2 非ステロイド性抗炎症薬と解熱鎮痛薬 …… 112
 3 神経障害性疼痛治療薬 …… 113

4 炎症に用いる薬物 …… 八田光世 114
 1 ステロイド性抗炎症薬（SAIDs）…… 116
 2 非ステロイド性抗炎症薬（NSAIDs）…… 118
 3 解熱鎮痛薬 …… 120
 4 抗ヒスタミン薬（H_1受容体アンタゴニスト）…… 120

5 感染症に用いる薬物 …… 大浦 清・野﨑中成 122
 1 消毒薬 …… 122
 2 抗菌薬 …… 130
 3 抗真菌薬 …… 138
 4 抗ウイルス薬 …… 138

6 悪性腫瘍に用いる薬物 …… 筒井健夫 140
 1 抗がん薬（抗悪性腫瘍薬）…… 140

7 免疫調節に用いる薬物 …… 筒井健夫 144
 1 免疫抑制薬 …… 144
 2 免疫賦活薬 …… 145

8 腐食薬および収れん薬 …… 筒井健夫 146
 1 腐食薬 …… 146
 2 収れん薬 …… 147

9 歯内療法に用いる薬物 …… 筒井健夫 148
1 う窩消毒剤，歯髄鎮静・鎮痛剤 …… 148
2 象牙質知覚過敏症治療剤 …… 149
3 間接覆髄（間接歯髄覆罩）剤 …… 149
4 直接覆髄（直接歯髄覆罩）剤 …… 150
5 暫間的間接覆髄剤 …… 150
6 生活断髄剤 …… 151
7 根管清掃剤，根管拡大補助剤 …… 151

10 歯周病に用いる薬物 …… 濱村和紀・戸苅彰史 156
1 歯周病と薬物 …… 156

11 口腔粘膜疾患に用いる薬物 …… 大浦 清・山本まりこ 160
1 口腔粘膜疾患と薬物 …… 160
2 口腔粘膜疾患に用いる口腔用薬 …… 162
3 口腔ケア …… 163

12 う蝕予防に用いる薬物 …… 大浦 清・山本まりこ 164
1 フッ化物 …… 164
2 フッ化物のう蝕予防への適用 …… 164
3 フッ化物の毒性 …… 166

参考文献 …… 167
索　引 …… 169

総論 I

1 歯科臨床における薬理学・歯科薬理学の意義

到達目標
①薬理学について説明できる
②薬物について説明できる
③薬理学の領域について説明できる

薬理学
pharmacology

薬物
drug

　薬理学は，薬物を生体に与えた場合に，生体が現す反応について研究する学問であり，薬力学と薬物動態学に分類される．薬力学は，薬物が生体にどのように作用するのか，その作用機序も含めて調べるものである．一方，薬物動態学は，投与した薬物が，どのように吸収され，全身に分布し，代謝され，最終的に体外に排泄されるのかを検討するものである（図1-1）．

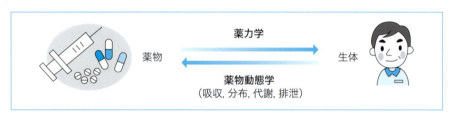

図1-1　薬理学とは

　また，薬物の作用の現れ方を規定する因子にはどのようなものがあるのかを学ぶ．臨床で使用される薬物の副作用と有害反応について理解し，臨床で扱う処方せんと，それに関する調剤および配合変化についても学ぶ．
　薬物は，疾病の治療，予防，診断に使用される重要な物質である．薬理学は，それら薬物の歴史や起源，製法，性状，薬理作用，作用機序，生体内運命，用法，主要な臨床応用，副作用，相互作用などを取り扱うとともに，未知の生命現象を解明する役割ももっている．

歯科臨床と薬理学

　薬理学を理解し歯科臨床に役立てるためには，解剖学，生理学，生化学，病理学，微生物学などの基礎科目についての知識が必要である．最近の医学の目覚ましい発展により，薬理学の理解のためには，分子レベル，細胞レベルの知識も必要になってきている．健康時の生体の機能や，疾病時の変化を把握していなければ薬物使用時に起こる変化も理解できない．また，日々新しい薬物が次々と開発されている．最新の薬物の知識や治療法を学び，患者に対して，薬物を有効に，しかも安全な使用を指導できるように学ぶ．膨大な知識が要求され，数多くの薬物名が出てくるが，ただ単に丸暗記するのではなく，論理的に理解することが大切である．

臨床薬理学
clinical pharmacology

中毒学
toxicology

　薬物の効果には種差があり，ヒトにおける薬物の効果を研究する臨床薬理学がある．また，微量で有害な作用を現す毒物について研究する中毒学がある．

薬理学の領域

薬理学には，臓器や機能，作用解析方法によって，中枢神経薬理学，自律神経薬理学，心血管薬理学，平滑筋薬理学，消化器薬理学，呼吸器薬理学，分子薬理学，生化学的薬理学，行動薬理学，精神薬理学，炎症薬理学および免疫薬理学，遺伝薬理学，時間薬理学などの領域がある（図1-2）.

歯科薬理学は，薬理学の一分野であり，歯やその周囲組織はもちろんのこと，口腔粘膜に用いる薬物のみならず，歯科医療上よく用いられる薬物を研究する学問である．

歯科衛生士は，歯科医師の指示のもと，患者の診療に携わっており，歯科的処置を行う場合に，実際に薬物を使用することもある．さらに，医師，看護師などの医療関係者とともに，高齢者のQOLの向上を目指して，口腔ケアに携わることもある．それゆえ，歯科衛生士は，歯科以外のほかの診療科で使用される薬物の作用に関しても幅広い知識を修得し，理解する必要がある．

歯科薬理学
dental pharmacology

QOL
quality of life
生活の質

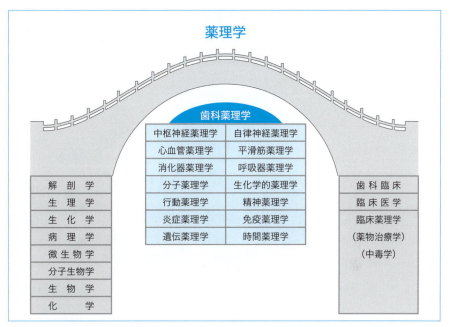

図1-2　薬理学の関連領域

2 薬物療法と医療における薬物

到達目標
①薬物療法（原因療法，対症療法）を説明できる
②日本薬局方を説明できる
③医薬品の分類を説明できる
④毒薬，劇薬および麻薬などの表示と保管を説明できる
⑤処方せんの記載事項を概説できる
⑥薬物の配合変化を説明できる
⑦薬物の保存方法を説明できる

1 薬物療法

薬物を用いて，さまざまな疾病（病気）の治療を行うことを，薬物療法という．薬物療法には，**原因（病因）療法**と**対症療法**がある．また，疾病の治療ではないが，健康なときに薬物を投与して発病しないようにする**予防療法**がある（図2-1）．

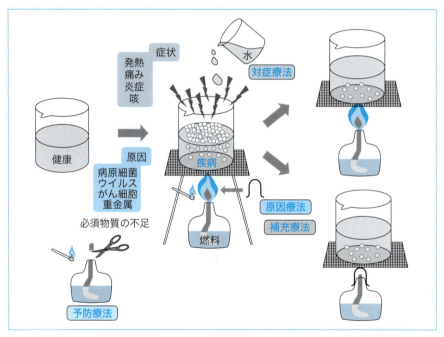

図2-1 疾病と薬物療法の概念
熱する前の水を「健康」，アルコールランプで熱せられて沸騰している湯を「疾病」に例えると，ランプの火は疾病の「原因」で，激しい泡立ちと蒸気は疾病の「症状」とみなすことができる．このとき，火を消さずに差し水で冷ます行為は「対症療法」に，ランプの火を蓋で消す行為は「原因療法」に，あらかじめランプの芯を切っておく行為は「予防療法」に該当する．
（渕端　孟，祖父江鎮雄，西村　康，村上秀明 監修：イラストでわかる歯科医学の基礎 第3版，永末書店，p236，2010 より改変）

原因療法　　原因療法は，疾病の原因を根本的に取り除くことを目的としている．感染症に対する抗菌薬や抗ウイルス薬，がん細胞の増殖を抑制する抗がん薬（抗悪性腫瘍薬），有害

表 2-1 薬物療法に使用されるおもな薬物と対象

薬物療法	薬物	対象
原因療法	抗菌薬，抗ウイルス薬，抗がん薬，解毒薬	患者
補充療法	ホルモン，ビタミン	
対症療法	解熱薬，鎮痛薬，抗炎症薬，鎮咳薬，降圧薬	
予防療法	ワクチン	健康者

物質を生体内で無毒化する解毒薬などがある（表 2-1）．

生体の機能維持に必須な物質（ホルモンやビタミンなど）が不足して起こる疾病に対して，それぞれの物質を補充する治療も原因療法に含まれるが，この場合は，特に**補充療法**という．

対症療法　対症療法は，疾病の原因を取り除くことはできないが，自然治癒の妨げとなる症状を抑えることを目的としている．発熱時に熱を下げる解熱薬，痛みを鎮める鎮痛薬，炎症を抑える抗炎症薬，咳を抑える鎮咳薬など数多くの薬物がある．また，原因が不明の高血圧を降圧薬で治療するのも対症療法である．末期がん患者などにおける激しい疼痛や不安・恐怖などの苦痛を和らげることを目的とした治療を**緩和療法**という．

予防療法　予防療法には，ワクチンが用いられる．たとえば，インフルエンザ，風疹や，B 型肝炎などの感染症を予防するためにワクチンを投与する．

2　医薬品医療機器等法と日本薬局方

医薬品医療機器等法（薬機法）　「医薬品，医療機器等の品質，有効性及び安全性の確保等に関する法律」の略称で，2014 年，「薬事法」から名称変更された（薬機法とも略される）．日本における**医薬品，医薬部外品，化粧品，医療機器**および**再生医療等製品**（包括して医薬品等という）の品質，有効性及び安全性の確保のために必要な規制を行う（第 1 条の抜粋）．

日本薬局方　日本薬局方は，医薬品医療機器等法（41 条）に次のように定められている．

日本薬局方の規定（抜粋）

> 一　厚生労働大臣は，医薬品の性状及び品質の適正を図るため，薬事・食品衛生審議会の意見を聴いて，日本薬局方を定め，これを公示する．
> 二　厚生労働大臣は，少なくとも 10 年ごとに日本薬局方の全面にわたって，その改定について薬事・食品衛生審議会に諮問しなくてはならない．

・医薬品の性状および品質の適正をはかるため，厚生労働大臣が定めた医薬品の規格基準書である．
・医薬品医療機器等法による公定書であり，法的強制力を有する．
・改定は，少なくとも 10 年ごとと規定されている．しかし実際は，科学の進歩，医薬品の開発速度に対応するために，5 年ごとに改定されている．

・医療用酸素やカプセル，人全血液なども収載されている．これらは，医薬品のイメージとはかけ離れているが，すべて医薬品である（医薬品の定義に合致）．

医薬品

(1) 定　義

医薬品医療機器等法（2条）で医薬品は，次に掲げるものをいう（抜粋）．

> 一　日本薬局方に収められている物
> 二　人又は動物の疾病の診断，治療又は予防に使用されることが目的とされている物であって，機械器具等（機械器具，歯科材料，医療用品，衛生用品）でないもの（医薬部外品及び再生医療等製品を除く.）
> 三　人又は動物の身体の構造又は機能に影響を及ぼすことが目的とされている物であって，機械器具等でないもの（医薬部外品，化粧品及び再生医療等製品を除く.）

(2) 種　類

医師・歯科医師が発行する処方せんに基づいて薬剤師から渡される**医療用医薬品**と，処方せんがなくても購入することができる**OTC医薬品**（**一般用医薬品**および**要指導医薬品**）がある（図2-2，表2-2）．

OTC
over the counter

a　医療用医薬品
　医師・歯科医師の判断で使用される医薬品である．

b　一般用医薬品
　リスクに応じた3つの区分（第1類医薬品，第2類医薬品，第3類医薬品）がある．

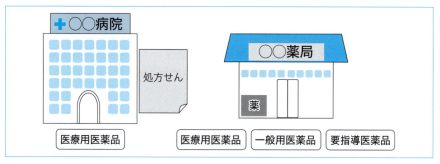

図2-2　医療用医薬品，一般用医薬品，要指導医薬品

表2-2　OTC医薬品（一般用医薬品および要指導医薬品）

分　類		リスク	情報提供
一般用医薬品	第1類医薬品	高	薬剤師が文書による情報提供
	第2類医薬品	中	努力義務
	第3類医薬品	低	不　要
要指導医薬品		不確定	薬剤師が対面での指導・文書による情報提供

c　要指導医薬品

医療用から一般用に移行して間がなく，一般用としてのリスクが不確定な医薬品である．販売に際しては，薬剤師が購入者に対して対面での指導・文書による情報を提供しなくてはならない．

医薬部外品

医薬部外品とは，人体に対する作用が緩和なもので，次のものをいう．
- 吐きけ，口臭，体臭，あせも，ただれなどの防止，脱毛の防止，育毛または除毛の目的で使用されるもの（機械器具などを除く）
- 人または動物の保健のために行う，ねずみ，はえ，蚊，のみなどの防除を目的に使用されるもの（機械器具などを除く）
- 医薬品の目的を併せもつもののうち，厚生労働大臣が指定するもの

化粧品

化粧品とは，人の身体を清潔にし，美化し，魅力を増し，容貌を変え，または皮膚もしくは毛髪を健やかに保つために，身体に塗擦，散布して使用されることが目的とされているもので，人体に対する作用が緩和なものをいう（医薬品，医薬部外品を除く）．

化粧品としての歯磨剤は口腔内を清潔に保つが，う蝕予防，歯周炎の緩和効果などを期待した歯磨剤は，医薬部外品もしくは医薬品として取り扱われる．

医療機器

医療機器とは，人もしくは動物の疾病の診断，治療もしくは予防に使用されること，または身体の構造もしくは機能に影響を及ぼすことが目的とされている機械器具などで，政令で定めるものをいう（再生医療等製品を除く）．

医療機器は，リスクによって次のように分類されている．

a　一般医療機器
メス，ピンセット，エックス線フィルム，眼鏡レンズなど

b　管理医療機器
画像診断機器，電子血圧計，汎用心電図計，消化管チューブなど

c　高度管理医療機器
人工関節，ペースメーカー，コンタクトレンズ，人工呼吸器，輸液ポンプなど

また，政令で指定されているものとして，歯科用ユニット，歯科用エンジンなどの機械器具，歯科用金属や印象材などの歯科材料がある．

再生医療等製品

再生医療等製品は，医療に使用されることを目的として，さまざまな細胞に分化することができるiPS細胞（人工多能性幹細胞）などからつくられる．

3　医薬品の法的規制

医薬品は，**毒薬・劇薬**，**麻薬**，**向精神薬**，**覚せい剤**，習慣性医薬品，処方せん医薬品，生物由来製品・特定生物由来製品および希少疾患医薬品に分類される．

毒薬・劇薬

毒薬・劇薬は，毒性が強いものとして厚生労働大臣が指定する医薬品で，表示や保管が医薬品医療機器等法で規定されている（**表 2-3**）．

① **毒薬**は，その直接の容器または直接の被包に，黒地に白枠，白字で，その品名および「毒」の文字を記載し，専用の毒薬棚に保管して鍵をかける（劇薬や普通薬との混在は禁止）．

② **劇薬**は，その直接の容器または直接の被包に，白地に赤枠，赤字で，その品名および「劇」の文字を記載し，専用の劇薬棚に保管する（鍵をかける必要はないが，普通薬との混在は禁止）．

麻　薬

モルヒネ塩酸塩水和物（麻薬性鎮痛薬），コカイン塩酸塩（局所麻酔薬）などは，中枢神経系に作用し，乱用により個人的にも社会的にも重大な問題を起こす．これらの薬物は，**麻薬及び向精神薬取締法**により麻薬に指定され，取り扱いや保管が厳しく規制されている．

麻薬は，その容器および直接の被包に「㊓」の記号を記載し，施設内に設けた，鍵をかけた堅固な設備（専用重量金庫）に保管する（**図 2-3**）．この設備に麻薬と覚せい剤を一緒に保管することはできるが，そのほかの医薬品や書類などを入れることはできない．

表 2-3　毒薬・劇薬の表示と保管（貯蔵・陳列）

区　分		毒　薬	劇　薬
急性毒性＊（LD$_{50}$）	経口投与	30 mg/kg 以下	300 mg/kg 以下
	皮下投与	20 mg/kg 以下	200 mg/kg 以下
	静脈内投与	10 mg/kg 以下	100 mg/kg 以下
表　示		【黒地に白枠・白字：医薬品名㊓】 黒地に白枠，白字で，その品名および「毒」の文字	【白地に赤枠・赤字：医薬品名㊐】 白地に赤枠，赤字で，その品名および「劇」の文字
貯蔵・陳列		鍵をかける． 劇薬，普通薬と混在させてはならない（毒薬は毒薬だけで貯蔵・陳列する）．	鍵をかける必要はない． 普通薬と混在させてはならない（劇薬は劇薬だけで貯蔵・陳列する）．

＊急性毒性のほかに，慢性毒性が強い，安全域が狭い，中毒量と薬用量がきわめて接近している，副作用の発現が高い・重篤，薬用量で激しい薬理作用を示す，蓄積作用が強いなどが毒薬・劇薬の指定の基準である．毒薬・劇薬はこれらの基準のいずれかに該当し，厚生労働大臣が指定する．

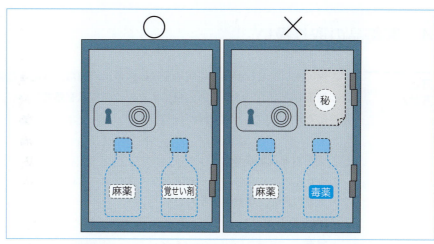

図 2-3 専用重量金庫
庫内には覚せい剤を同時に格納することができるが，そのほかの薬物や機密書類などを格納することはできない．

向精神薬　ジアゼパム（抗不安薬）やトリアゾラム（催眠薬）などが，**麻薬及び向精神薬取締法**により向精神薬に指定され，取り扱いが規制されている．

向精神薬は，その容器および直接の被包に「⑩」の記号を記載し，医療従事者が盗難の防止に必要な注意をしているときを除き，鍵をかけた施設内で保管しなくてはならない．

覚せい剤　メタンフェタミン塩酸塩が，**覚せい剤取締法**により覚せい剤に指定され，取り扱いや保管が厳しく規制されている．

覚せい剤は，施設内に設けた鍵をかけた堅固な設備に保管しなくてはならない．ただし，麻薬と同一の設備に保管することができる．

その他の医薬品

a　習慣性医薬品
習慣性があり，その直接の容器または直接の被包に「注意-習慣性あり」の文字が記載されている．

b　処方せん医薬品
薬理作用が強く，医療従事者でなければ取り扱うことがむずかしい薬剤で，医師・歯科医師の判断を必要とする医薬品である．直接の容器または直接の被包に「注意-医師等の処方せん・指示により使用すること」の文字が記載されている．

c　生物由来製品
ヒトや動物に由来する原料を用いた製品である．そのうち，輸血用血液や凝固因子製剤などの血液製剤が特定生物由来製品に指定され，医療機関は，使用した患者の記録を，少なくとも 20 年間保管しなくてはならない．

d　希少疾病用医薬品
日本における対象患者数が 5 万人未満の希少疾患に用いる医薬品をいう．

4 医薬品の取り扱い

処方と処方せん

　医師・歯科医師が患者の疾病や症状の治療に最適な医薬品を選択し，その使用量および調剤方法について薬剤師に指示する．この指示を**処方**といい，処方を記載した文書を**処方せん**という（図2-4）．

(1) 処方せん記載事項

　処方せんには，次の事柄を記載しなくてはならない．
- 患者の氏名，年齢（生年月日）
- 薬名
- 分量
- 用法・用量（投与日数）

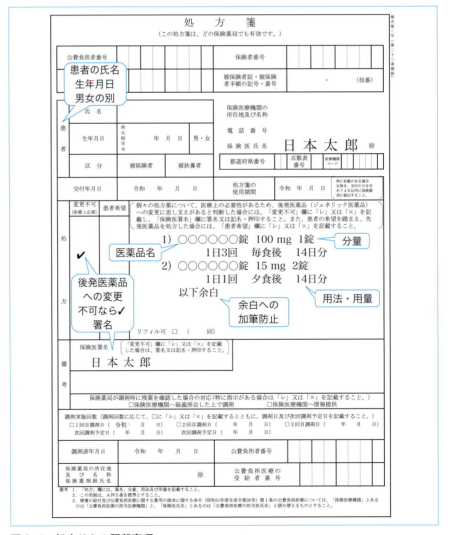

図2-4　処方せんの記載事項

・交付年月日（発行年月日）
・使用期間
・後発医薬品（ジェネリック医薬品）への変更の可否
　（「変更不可」の場合，署名または記名・押印）
・病院・診療所の名称および所在地（または医師・歯科医師の住所）
・医師・歯科医師の記名・押印または署名

さらに，麻薬を記載した処方せん（**麻薬処方せん**）には，上記の記載事項に加えて患者の住所，麻薬施用者の免許番号を，墨またはインクで記載する必要がある．

調剤と調剤薬

調剤とは，医師・歯科医師の処方せんに基づき医薬品を調製し交付する行為で，薬剤師の業務である．**調剤薬**は，特定の患者に交付するために調製した医薬品である．これに対し，不特定多数の患者に直接使用するために調製した医薬品は，**製剤薬**とよばれる．

配合変化

2種類以上の医薬品を配合することによって，薬物が物理的・化学的に変化することを配合変化という．**配合不可**，**配合不適**，**配合注意**がある．

(1) 配合不可

薬物の組み合わせにより効力減退，有毒となるものは，配合できない．
例）陽イオン界面活性剤と陰イオン界面活性剤（石ケン）
　　→陽イオン界面活性剤の消毒効果が減じる．
例）次亜塩素酸ナトリウムと酸→有害な塩素ガスを生じる．

(2) 配合不適

配合により湿潤や液化する組み合わせであるが，調剤学的な工夫により防ぐことができるため，処方は可能である．

(3) 配合注意

変色，沈殿などを生じるが，薬効には影響しない組み合わせである．ただし，患者に不安を与えないように説明する必要がある．

医薬品の剤形

医薬品は，その成分が最も効果的かつ効率的に体内で働くように，さまざまに加工された剤形で与えられる（図2-5）．剤形は，経口，口腔内，注射などの，おもに投与経路および適用部位ごとに分類され，さらに，製剤の形状，機能，特徴ごとに細分化されている（表2-4）．

よく使用される製剤とその特徴を次に示す．

(1) 経口投与する製剤

a 錠剤

一定の形状の固形の製剤である．**口腔内崩壊錠**（口腔内で溶解または崩壊させて服

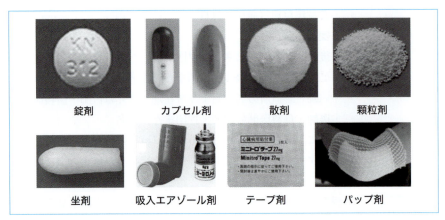

図 2-5　医薬品のおもな剤形

表 2-4　おもな製剤の種類

経口投与	錠剤（口腔内崩壊錠，チュアブル錠） カプセル錠（硬カプセル剤，軟カプセル剤） 顆粒剤（発泡顆粒剤） 散剤 経口液剤（エリキシル剤，懸濁剤，乳剤，リモナーデ剤） シロップ剤（シロップ用剤） 経口ゼリー剤
口腔内に適用	口腔用錠剤（トローチ剤，舌下錠，バッカル錠，付着錠，ガム剤） 口腔用液剤（含嗽剤），口腔用スプレー剤，口腔用半固形剤
注射による投与	注射剤（輸液剤，埋め込み注射剤，持続性注射剤）
気管支・肺に適用	吸入剤（吸入粉末剤，吸入液剤，吸入エアゾール剤）
目に投与	点眼剤
直腸に適用	坐剤
膣に適用	膣用坐剤
皮膚などに適用	外用固形剤（外用散剤） 外用液剤（リニメント剤，ローション剤） スプレー剤（外用エアゾール剤，ポンプスプレー剤） 軟膏剤 貼付剤（テープ剤，パップ剤）
生薬関連	エキス剤，丸剤，酒精剤，チンキ剤

（日本薬局方（十八改正）製剤総則より抜粋）

用）や**チュアブル錠**（咀嚼して服用）などもある．

b　カプセル剤

　カプセルに充填または包んだ製剤である．硬カプセル剤と軟カプセル剤がある．

c　顆　粒　剤

　粒状にした製剤である．

d　散　　　剤

　粉末状の製剤である．

e　経口液剤

　液状または流動性状の製剤である．

f シロップ剤
糖類または甘味剤を含む，粘稠性のある液状または固形の製剤である．

(2) 口腔内に適用する製剤
a トローチ剤
口腔内で徐々に溶解または崩壊させ，口腔，咽頭などの局所に適用する口腔用錠剤である．局所作用を目的としている．

b 舌下錠
有効成分を舌下ですみやかに溶解させ，口腔粘膜から吸収させる口腔用錠剤である．全身作用を目的としている．

c バッカル錠
有効成分を臼歯と頬の間で徐々に溶解させ，口腔粘膜から吸収させる口腔用錠剤である．全身作用を目的としている．

d 付着錠
口腔粘膜に付着させて用いる口腔用錠剤である．

e ガム剤
咀嚼により有効成分を放出する口腔用錠剤である．

(3) 注射により投与する製剤
生体に直接投与する**無菌製剤**である．溶液の製剤と，注射をするとき溶液に溶解や懸濁して用いる固形の製剤がある．本剤に用いる容器は，密封容器とする．

(4) 気管支・肺に適用する製剤
a 吸入剤
有効成分をエアゾールとして吸入し，気管支または肺に適用する製剤である．吸入粉末剤（固体粒子のエアゾールとして吸入する製剤）と，吸入エアゾール剤（一定量の有効成分を噴霧する定量噴霧式吸入剤）がある．

(5) 直腸に適用する製剤
坐剤は，直腸に挿入すると，体温や局所の水分で軟化溶解することにより有効成分を放出する，一定の形状の半固形の製剤である．

(6) 膣に適用する製剤
膣用坐剤は，膣に適用する坐剤である．

(7) 皮膚などに適用する製剤
a 外用液剤と外用固形剤
皮膚（頭皮を含む）や爪に塗布または散布する液状の製剤と固形の製剤である．
・リニメント剤
皮膚にすり込んで用いる外用液剤である．

・ローション剤

有効成分を溶解，乳化，微細に分散させた外用液剤である．

b　スプレー剤

有効成分を皮膚に噴霧する製剤である．

c　軟膏剤

有効成分を基剤に溶解または分散させた半固形の製剤である．

d　貼付剤

皮膚に貼付する（貼り付ける）製剤で，テープ剤とパップ剤がある．

・テープ剤

ほとんど水を含まない基剤を用いる貼付剤である．

・パップ剤

水を含む基剤を用いる貼付剤である．

(8) 生薬関連製剤

おもに生薬を原料とする製剤である．

a　エキス剤

生薬の浸出液を濃縮して製したものである．

b　丸剤

経口投与する球状の製剤である．

c　チンキ剤

生薬をエタノールやエタノール混液で浸出した液状の製剤である．

医薬品の保存

医薬品の性状および品質を保つために，**保存容器**や**保存条件**（遮光や温度）が日本薬局方で規定されている．

(1) 保存容器

医薬品を入れるもので，栓，ふたなども容器の一部である（図 2-6）．容器は，内容物である医薬品に規定された性状および品質に対して影響を与える物理的・化学的作用を及ぼさないものである．

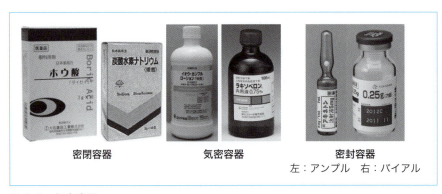

図 2-6　保存容器

a 密閉容器

ゴミや埃などの固形の異物が混入することを防ぎ，内容医薬品の損失を防ぐことができる容器をいい，紙袋や紙箱などが該当する．密閉容器の規定がある場合には，気密容器を用いることができる．

b 気密容器

固形または液状の異物が侵入せず，内容医薬品の損失，風解，潮解，または蒸発を防ぐことができる容器をいい，缶，ガラス瓶，プラスチック容器などが該当する．気密容器の規定がある場合には，密封容器を用いることができる．

c 密封容器

気体の侵入しない容器をいう．**アンプル**，**バイアル**が該当する．

(2) 保存条件

医薬品は化学物質である．そのため，温度や湿度の高い場所や，光が直接当たる場所に置くと分解する恐れがある．

a 遮　光

医薬品に規定された性状および品質に影響を与える光の透過を防ぎ，医薬品を光の影響から保護することを遮光という．かつては遮光容器の規定があったが，黒い紙で容器を包むなど，遮光の定義を普通の容器に適用することで置き換えられた．

b 温　度

医薬品は指定の温度で貯蔵する必要がある．貯蔵に用いる温度は，原則として，具体的な数値で記載する．ただし，日本薬局方の通則で規定している記述を用いることもできる（表2-5）．なお，室温の範囲が0℃を避けているのは，凍結により変質する医薬品があるためである．

(3) 有効期限

医薬品の有効な期限の表示には，有効期限と使用期限がある．

a 有効期限（医薬品医療機器等法で規定）

保存中に経時的変化により薬の作用が減弱する医薬品（抗生物質製剤や生物学的製剤など）に対しては，有効期限または有効期間の表示が義務づけられている．

b 使用期限（日本薬局方，医薬品医療機器等法で規定）

厚生労働大臣の指定する医薬品にあっては，使用期限を記載することが義務づけられている．経時的変化を起こしやすい医薬品が対象となっている．

表2-5 医薬品の保存温度（日本薬局方通則）

温度の記述	温度の規定（℃）
標準温度	20
常　温	15〜25
室　温	1〜30
微　温	30〜40
冷　所	1〜15*

*別に規定する場合を除く

5　医薬品の開発

医薬品の開発過程

　新規の医薬品（新薬）の開発は，基礎研究を経て多くの物質を探索し，そのなかから候補物質を選択（スクリーニング）するところから始まり，前臨床試験，臨床試験と段階的に行われる（図2-7，表2-6）．開発は，規則を遵守して行うことが義務づけられている．

(1) 前臨床試験（非臨床試験）
　実験動物や培養細胞などによって薬効や安全性などを試験する．

(2) 臨床試験

GCP
good clinical practice
医薬品の臨床試験の実施に関する基準

　動物で有効性や安全性が確かめられた候補物質について，健康な志願者（ボランティア）や患者が被験者となり，効果や安全性を確かめる．被験者に対しては，インフォームドコンセント（十分な説明と同意）を得，GCP（医薬品の臨床試験の実施に関する基準）に準拠して実施する．

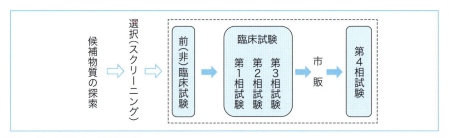

図 2-7　医薬品の開発過程

表 2-6　医薬品開発における前（非）臨床試験と臨床試験

対象		段階（ステップ）		試験の目的
前（非）臨床試験	動物・培養細胞など	①薬効薬理試験 ②一般薬理試験 ③一般毒性試験 ④特殊毒性試験 ⑤薬物動態試験 ⑥製剤化試験		作用機序，用法・用量，既存薬物との比較 中枢神経系，循環器系，自律神経系などへの影響 急性毒性，慢性毒性 局所刺激性，皮膚感作性，依存性，抗原性，発がん性，生殖・発生毒性 吸収，分布，代謝，排泄，蓄積など 剤形，安定性，配合変化など
臨床試験	ヒト（健康者・患者）	第1相試験 フェーズⅠ		少数の健康な志願者（ボランティア）による安全性の確認と体内動態の検討
		第2相試験 フェーズⅡ	前期	少数の患者による有効性と安全性の確認
			後期	用法・用量の検討
		第3相試験 フェーズⅢ		多数の患者による有効性（二重盲検法による）と安全性の検討
		第4相試験 フェーズⅣ		市販後調査：市販後6年間（希少疾病用医薬品では10年）調査が義務づけられている． （開発段階では認められなかった副作用などの情報収集）

薬効の評価

(1) プラセボ効果

薬効をもたない物質（乳糖など）でつくられたプラセボ（偽薬）でも，薬として与えられると，薬効を示すことがある．これは，「薬だから効くはず」という心理的要因によってもたらされるもので，プラセボ効果という．プラセボは，外見や臭いなどでは真薬（本物の薬）と区別できないようにつくられている．

(2) 二重盲検法

被験薬の効果を客観的に判定する方法である．薬効試験は，医師にも患者（被験者）にも，真薬かプラセボかはわからないようにして行われる．コントローラーだけが患者に与えた薬が真薬かプラセボかを知り，両者の薬効を客観的に検定する．

なお，疾病を有する患者に薬効のないプラセボを投与することは，倫理的な問題もあり，対照として既存の薬物が用いられることもある．

復習 ○ ×

- [ ] 1. 病原微生物に対する抗菌薬の投与は，原因療法である．
- [ ] 2. 炎症に対する抗炎症薬の投与は，予防療法である．
- [ ] 3. 医薬品医療機器等法は，医薬品等の品質，有効性，安全性の確保のための規制を行う．
- [ ] 4. 毒薬は，保管庫に鍵をかけて格納しなければならない．
- [ ] 5. 劇薬の表示は，黒地に白枠，白字で品名と「劇」の文字を記載する．
- [ ] 6. 日本薬局方は，医薬品について記載した公定書である．
- [ ] 7. 診断や予防の目的で使用される薬物は，医薬品としては取り扱われない．
- [ ] 8. ジアゼパムは，「麻薬及び向精神薬取締法」によって規制されている．
- [ ] 9. モルヒネ塩酸塩水和物は，「覚せい剤取締法」によって規制されている．
- [ ] 10. 麻薬と覚せい剤は，鍵をかけた堅固な設備（専用重量金庫）に同時格納できる．
- [ ] 11. 処方せんには，病名を記載する必要がある．
- [ ] 12. 配合により有毒となる医薬品の組み合わせは，配合不可である．
- [ ] 13. トローチ剤は，口腔内の局所に適用させる口腔用錠剤である．
- [ ] 14. 舌下錠は，舌下で溶解させて口腔粘膜から吸収させる口腔用錠剤である．
- [ ] 15. 坐剤は，直腸または膣に適用する半固形の製剤である．
- [ ] 16. アンプルは，液体専用である．
- [ ] 17. 医薬品の入れものの栓やふたは，容器には含まれない．
- [ ] 18. 遮光には，専用の遮光容器を用いなくてはならない．
- [ ] 19. 医薬品の保存温度域が最も広いのは，室温である．
- [ ] 20. 臨床試験で薬効を客観的に判定する方法に，二重盲検法がある．

Answer
1. ○　2. ×（対症療法）　3. ○　4. ○　5. ×（白地に赤枠，赤字）　6. ○　7. ×（取り扱う）　8. ○
9. ×（麻薬及び向精神薬取締法）　10. ○　11. ×（記載しない）　12. ○　13. ○　14. ○　15. ○
16. ×（気体の侵入しない容器）　17. ×（含まれる）　18. ×（黒い紙で包んでもよい）　19. ○　20. ○

薬理作用

到達目標
①薬理作用の基本形式と薬理作用の分類を説明できる
②薬理作用と用量を説明できる

1 薬理作用の基本形式

　　薬物が生体に及ぼす作用を，薬理作用という．薬物を生体に与えると，組織や細胞は器質的あるいは機能的変化を起こす．器質的変化とは，組織や細胞が破壊され，壊死に陥ることである．この変化を起こすものには，強酸，強アルカリなどの腐食薬がある．薬物の大部分は組織に機能的変化を起こす．
　　機能的変化を起こす薬理作用の基本形式には次の5つがある

興奮作用
　　ある特定の細胞や，器官・組織の機能を亢進させる作用を興奮作用という．作用は可逆的である．中枢神経に対して興奮作用を現す薬物には，カフェイン水和物，覚せい剤などがある．

抑制作用
　　ある特定の細胞や，器官・組織の機能を減弱，低下させる作用を抑制作用という．作用は可逆的であるが，薬物の作用が強すぎると不可逆的になる．中枢神経に対して抑制作用を現す薬物には，全身麻酔薬や催眠薬などがある．

補充作用
　　ビタミンやホルモンなど生体にとって必須物質が不足することで，ある疾患を引き起こしたとき，これを補う薬物の作用を補充作用という．アスコルビン酸（ビタミンC）の欠乏で壊血病を発症した場合，アスコルビン酸を投与したときの作用がこれにあたる．

刺激作用
　　特定の細胞や，器官・組織だけに作用するのではなく，非特異的にすべてに一様に作用し，その代謝，成長，形態に変化を与える作用を刺激作用という．刺激が強すぎると炎症や組織壊死などを起こす．

抗感染作用
（抗病原微生物作用）
　　生体の細胞や，器官・組織などの機能にはほとんど影響を与えず，生体に感染した病原微生物の増殖を抑制したり，殺菌作用を示したりする薬物の作用を抗感染作用という．消毒薬や抗菌薬などがある．

2　薬理作用の分類

薬理作用を，作用の範囲，作用の選択性，作用の順序，治療上から分類する．

作用の範囲

(1) 局所作用

薬物を適用した部分にのみ限局して薬理作用を現す場合を局所作用といい，消毒薬，局所麻酔薬，歯内療法薬などがある．

(2) 全身作用

適用した薬物が吸収され，血液中に入り，全身の組織・臓器に送達され，目的とする薬理作用を現す場合を全身作用という．抗菌薬，非ステロイド性抗炎症薬(NSAIDs)，全身麻酔薬など多くの薬物がある．

作用の選択性

(1) 一般作用

投与した薬物が，すべての部分に一様に作用する場合をいい，刺激が強すぎると組織壊死などを引き起こす．消毒薬や収れん薬，腐食薬などがあり，局所的に適用する．

(2) 選択作用

投与した薬物が血液中に吸収され，目的とした組織や器官に送達され，薬理作用を現す．抗菌薬，非ステロイド性抗炎症薬，全身麻酔薬など多くの薬物があり，内服および注射で適用する．

作用の順序

(1) 直接作用

薬物が，生体の特定の組織や器官に直接作用し，最初に現す作用で，一次作用ともいう．強心配糖体であるジギタリス製剤の直接作用は，強心作用である．

(2) 間接作用

直接作用により誘発される作用が間接作用であるため，二次作用ともいう．ジギタリス製剤は心筋に直接働きかけ，強心作用を現したのち，心不全を改善し，循環機能がよくなる．その結果，利尿作用を現し，浮腫が軽減した場合の作用は，間接作用である．

治療上の作用

(1) 主作用

治療の目的に合った，患者にとって有益な作用を，主作用という．抗ヒスタミン薬のジフェンヒドラミン塩酸塩の主作用は，抗炎症作用である．

(2) 副作用

治療上不必要な，むしろ障害となる作用を副作用という．ジフェンヒドラミン塩酸塩には中枢神経抑制作用があり，眠気を起こす．この薬物は多くの風邪薬に配合され

ている．車を運転する場合の眠気は，危険なため副作用になる．しかし，風邪をひいて寝ようとする場合には，眠気はプラスの方向に働くため，副作用にはならない．

3 薬理作用と用量 (図3-1, 2)

無効量　薬理作用を現さない，最小有効量以下の用量を無効量という．

有効量（薬用量）　はじめて予防，治療に必要な作用を現す量を，最小有効量という．さらに量を増やすと効力は強くなるが，しだいに毒性が現れて生体に障害を与えるようになる．中毒症状を現さない最大量を，最大有効量という．最小有効量と最大有効量のあいだを，有効量あるいは薬用量といい，治療に用いられる．

中毒量　最大有効量を超えて薬物を投与した場合に，生体に何らかの障害が現れる用量を中毒量という．中毒を起こす最小量を，最小中毒量という．

耐量　中毒症状を示しても死に至らない用量のことを耐量といい，その最大量を最大耐量という．

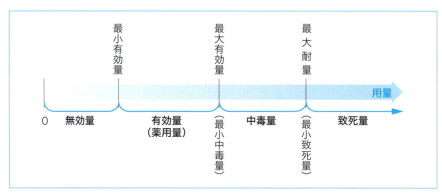

図3-1　薬物の用量

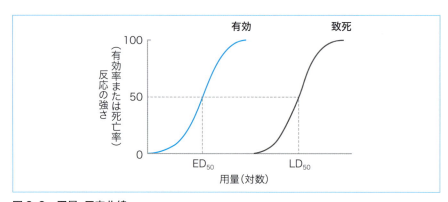

図3-2　用量-反応曲線

致死量

最大耐量を超えて薬物を投与すると死に至る．その最小量を最小致死量という．

用量-反応曲線

縦軸に反応の強さ（有効率または死亡率）を，横軸に対数用量をとってプロットすると，用量と反応の関係を示すそれぞれの薬物についてのシグモイド（S字状）曲線が得られる．これが，用量-反応曲線である（図3-2）．

反応は，ある用量のところで頭打ちの状態になり，もはや増加しない．これを，天井効果という．

LD_{50}
50% lethal dose

LD_{50}とは，50％致死量のこと．すなわち，実験に使用した動物の半数が死亡する量をいう．

ED_{50}
50% effective dose

ED_{50}とは，50％有効量のこと．すなわち，実験に使用した動物の半数に治療効果がみられる量をいう．

安全域（治療係数）

LD_{50}をED_{50}で除した値を安全域という．一般的に，この値が大きい薬物ほど，より安全な薬物であると判断される．

$$安全域 = \frac{LD_{50}}{ED_{50}}$$

復習 ○×

可逆的
一度起きた変化が，またもとに戻ること．これに対して，もとに戻らないことを，不可逆的という．

□ 1. 興奮作用と抑制作用は，可逆的反応である．
□ 2. 消毒薬は，選択作用を現す．
□ 3. 中毒を起こすが，死に至らない最大量を最大耐量という．
□ 4. ED_{50}とは，実験に使用した動物の半数が死亡する量のことである．
□ 5. LD_{50}とは，実験に使用した動物の半数に治療効果が認められる量のことである．
□ 6. ED_{50}をLD_{50}で除した値を，安全域とよぶ．
□ 7. 安全域の値が大きい薬物ほど安全である．

Answer
1. ○ 2. ×（一般作用） 3. ○ 4. ×（LD_{50}） 5. ×（ED_{50}） 6. ×（LD_{50}をED_{50}で除した値） 7. ○

4 薬物の作用機序

到達目標 ①作用部位の違いにより薬物を分類できる
②受容体に結合するアゴニストと競合的アンタゴニストを説明できる
③細胞内情報伝達を説明できる

　薬物が薬理作用を発現するしくみのことを**作用機序**（作用機作，作用メカニズム）という．薬物が作用を発現するまでの最初のステップは，特定の部位への薬物の結合である．薬物が結合する標的になる部位を**作用部位（作用点）**といい（**図4-1**），結合したあと，細胞内に情報が伝わることを**細胞内情報（シグナル）伝達**という．

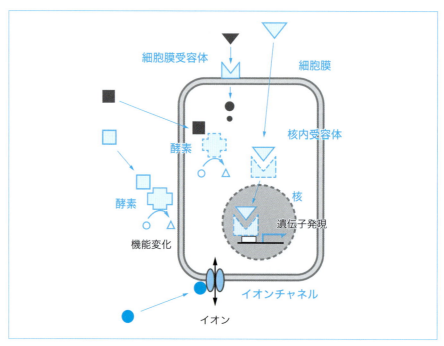

図4-1　細胞への薬物の作用部位
薬物の作用部位には，細胞膜上の受容体，細胞内（核内）にある受容体，細胞内あるいは細胞外にある酵素，イオンチャネルなどがある．

1　受容体に作用する薬物

　細胞外のシグナルを選択的に受容して細胞内情報に変換するタンパク質を，**受容体（レセプター）**という．受容体には，体内に存在して生理活性をもつ物質（生理活性物質）や，化学構造が類似した物質が結合できる．これらを合わせてリガンドという．

アゴニスト（作用薬，作動薬）

　生理活性物質は特定の受容体へ可逆的に結合して，薬理作用を示すことができる．また，化学構造が類似する物質は，その受容体に結合して同じ薬理作用を示すことがある．これらのリガンドを，受容体に対する**アゴニスト（作用薬）**という．

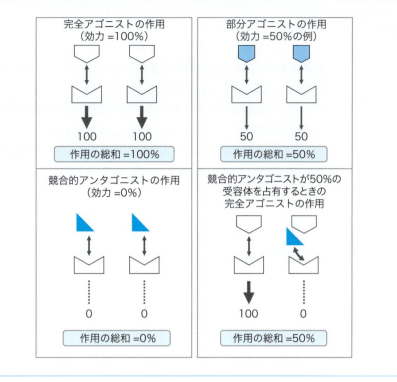

図 4-2　アゴニストとアンタゴニストの受容体への結合と反応（概念図）
受容体へ結合する薬物は，最大限に結合したときに発揮できる薬理作用の大きさ（効力）で分類される．競合的アンタゴニストは，アゴニストが受容体に結合するのを阻害して，その薬理作用を抑制する．

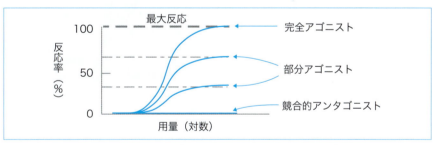

図 4-3　完全アゴニスト，部分アゴニストならびに競合的アンタゴニストの用量-反応曲線
※受容体への結合しやすさ（親和性）が同じとき

　同じ種類の受容体に対するアゴニストであっても，すべての受容体に結合したときに受容体を活性化する能力（効力）が異なると，薬理作用の大きさも変わる．
　最大限（100％）の効力のとき，そのアゴニストを**完全アゴニスト**（**完全作用薬**）といい，部分的な効力のとき（0％より大きく，100％未満のとき），**部分アゴニスト**（**部分作用薬**）という（図 4-2，3）．

4 章　薬物の作用機序

アンタゴニスト（拮抗薬）

受容体に可逆的に結合するが，それ自体は受容体を活性化できないリガンドがある．しかし，このリガンドは生理活性物質（内在性のアゴニスト）が受容体に結合するのを阻害して，その薬理作用を抑制することができる．このようなリガンドを**競合的アンタゴニスト（競合的拮抗薬）**といい，アゴニストの用量-反応曲線を右に平行移動させる（図4-2，p.48，図7-3参照）．

一方，受容体において，アゴニストの結合とは異なる部位に結合したり，同じ部位に不可逆的に結合したり，細胞内情報伝達系のどこかを阻害することによってアゴニストの作用を抑制するものがある．このような薬物を**非競合的アンタゴニスト（非競合的拮抗薬）**という（図4-3，p.48，図7-3参照）．

化学構造

アゴニストや競合的アンタゴニストの化学構造は，次の事柄を決定する．
- 受容体への結合しやすさ（親和性）
- 受容体へ最大限に結合したときに発揮できる薬理作用の大きさ（効力）
- 特定の受容体への結合の選択性（特異性）

受容体と細胞内情報伝達

細胞膜上の受容体（**細胞膜受容体**）に結合して細胞内に情報を伝達する薬物もあれば，細胞膜を通過し，**細胞内（核内）受容体**に結合してから核内へ移行し，情報を伝達する薬物もある（図4-4）．

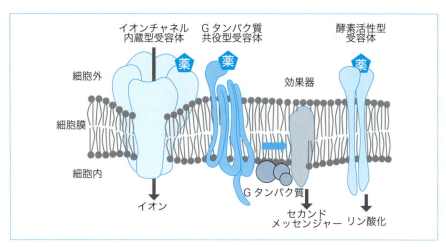

図 4-4　細胞膜受容体と情報伝達
細胞膜受容体には，イオンチャネルを内蔵しているタイプ，Gタンパク質と共役しているタイプ，自らがリン酸化酵素として活性をもつタイプがある．

（1）細胞膜受容体

結合する生理活性物質は水溶性であることが多い．

a　イオンチャネル内蔵型受容体

　　イオンが透過する部位を内蔵していて，イオン濃度変化や膜電位変化を伝える．
- ニコチン性アセチルコリン受容体（おもにNa^+）
- $GABA_A$受容体（Cl^-）

b　Gタンパク質共役型受容体

Gタンパク質との解離と結合によって**効果器**（アデニル酸シクラーゼ，ホスホリパーゼCなど）に情報を伝えて，**セカンドメッセンジャー**（サイクリックAMP，Ca^{2+}など）を産生する．

- ムスカリン性アセチルコリン受容体
  →ホスホリパーゼC活性化（M_1，M_3），アデニル酸シクラーゼ抑制（M_2）
- αアドレナリン作動性受容体
  →ホスホリパーゼC活性化（$α_1$），アデニル酸シクラーゼ抑制（$α_2$）
- βアドレナリン作動性受容体
  →アデニル酸シクラーゼ活性化
- ヒスタミン受容体
  →ホスホリパーゼC活性化（H_1），アデニル酸シクラーゼ活性化（H_2）
- オピオイド受容体
  →アデニル酸シクラーゼ抑制

c　酵素活性型受容体

受容体自体のリン酸化を伴って情報を伝達する．増殖因子・成長因子の受容体であり，遺伝子発現を調節する．

(2) 細胞内（核内）受容体

結合する生理活性物質は脂溶性であることが多い．この受容体は核内で転写因子として働き，遺伝子発現を調節する．

- グルココルチコイド受容体
- 活性型ビタミンD_3受容体

2　イオンチャネルやトランスポーターに作用する薬物

電位依存性Na^+チャネル
神経，筋肉などの興奮性細胞で活動電位の発生と伝搬にかかわる．

電位依存性Ca^{2+}チャネル
神経細胞や筋細胞の細胞膜にあり，細胞内にCa^{2+}が流れ込むことによって細胞が収縮する．

Na^+-K^+ポンプ
Na^+を細胞外へ汲み出すと同時にK^+を細胞内へ汲み入れる．神経伝達や細胞内のイオン状態を維持する．

細胞内のイオン組成は**イオンチャネル**，**ポンプ**，トランスポーターなどの輸送体で決まる．薬物のなかには，これらを抑制したり，促進したりして，生体の機能を変化させるものがある．

● リドカイン（局所麻酔薬）

電位依存性Na^+**チャネル**を抑制して，神経の活動電位の発生を阻害することによって局所的に痛覚を遮断する．

● ニフェジピン（カルシウム拮抗薬）

心臓や血管の電位依存性Ca^{2+}**チャネル**を抑制することによって，Ca^{2+}の流入を阻害し，抗高血圧作用，抗不整脈作用，抗狭心症作用を示す．

● ジギタリス製剤（強心薬）

心筋細胞膜のNa^+-K^+**ポンプ**（Na^+-K^+ ATPアーゼ）を抑制して，心収縮力を増強する．

3　酵素に作用する薬物

　　薬物には，生体内の化学変化に対して働く酵素活性を抑制したり，促進したりして，生体の機能を変化させるものがある．

(1) 細胞内の酵素に作用する薬物
a　シクロオキシゲナーゼ
　　炎症時にプロスタグランジン（PG）類を合成する．
- アスピリン（シクロオキシゲナーゼ阻害薬）

　　プロスタグランジン類の合成を抑制して抗炎症作用を示す．

(2) 細胞外の酵素に作用する薬物
a　コリンエステラーゼ
　　アセチルコリンを分解する．
- ネオスチグミンメチル硫酸塩（コリンエステラーゼ阻害薬）

　　シナプス間隙のアセチルコリンの濃度を高めて，ニコチン様作用とムスカリン様作用を示す．

4　その他の作用

(1) 化学的作用を現す薬物
a　中和反応
- 炭酸水素ナトリウム（制酸薬）

　　胃酸を中和する．

b　キレート反応
- エデト酸カルシウムナトリウム水和物（エチレンジアミン四酢酸，EDTA），ジメルカプロールなど

　　重金属とキレートを形成して，重金属を解毒する．

(2) 物理化学的作用を現す薬物
- 硫酸マグネシウム水和物（塩類下剤）

　　浸透圧を高めることによって，消化管管腔内へ水を移動させる．
- D-マンニトール（浸透圧利尿薬）

　　尿細管管腔内へ水を移動させる．

(3) 非特異的作用をもつ薬物
　　歯科で用いられる多くの薬物は非特異的に組織の変化を起こす．
- アルデヒド製剤

　　非特異的にタンパク質の凝固，変性を起こす．

●アルコール
脱水，タンパク質変性を起こす．
●フェノール系
タンパク質を変性させる．

これらは，殺菌作用をもつ薬物として局所的に用いられる．

復習 ○ ×

☐ 1. ある薬物がすべての受容体に結合したとき，受容体を活性化する能力が最大限であれば，その薬物を完全アゴニストという．
☐ 2. アセチルコリンは，受容体への結合を介して作用する．
☐ 3. アスピリンは，受容体への結合を介して作用する．
☐ 4. リドカインは，イオンチャネルへの結合を介して作用する．
☐ 5. D-マンニトールは，酵素への結合を介して作用する．
☐ 6. 薬物が細胞膜を通過して受容体に結合することはない．
☐ 7. 競合的アンタゴニストは，受容体に不可逆的に結合する．
☐ 8. 細胞内のイオン組成を変化させる膜タンパクに，イオンチャネルがある．
☐ 9. セカンドメッセンジャーを産生する受容体は，イオンチャネル内蔵型受容体である．
☐ 10. 重金属解毒薬の作用機序は，中和反応による．
☐ 11. 歯科で用いられる多くの薬物は，非特異的な組織変化を起こす．

Answer
1. ○   2. ○   3. ×（酵素）   4. ○   5. ×（物理化学的作用）   6. ×（核内受容体）   7. ×（可逆的）
8. ○   9. ×（Gタンパク質共役型受容体）   10. ×（キレート反応）   11. ○

5 薬物の適用方法と体内動態

到達目標
①薬物の適用方法の種類とその特徴を説明できる
②薬物動態（吸収，分布，代謝，排泄）を説明できる
③薬物投与後の血中濃度変化を説明できる

　薬物投与後の薬効の時間経過を考えるには，体外から体内循環に入り（**吸収**），体内の各組織にいきわたり（**分布**），分解されて（**代謝**），体外へ排出される（**排泄**）という，体内における薬物の動き（**薬物動態**）を理解することが重要である．
　また，複数の薬物を併用すると，薬効の増強や副作用が起こることがある．このことを**薬物相互作用**という．薬物相互作用の一部は，薬物動態が併用薬によって影響を受けることで説明できる（p.47参照）．

1　生体膜の通過

　上皮細胞は組織の表面にあって薬物の移動を制御している．上皮細胞を通過するということは，脂質二重層からなる生体膜を横切るということである．
　薬物の生体膜の通過様式には次のようなものがある（**図5-1**）．

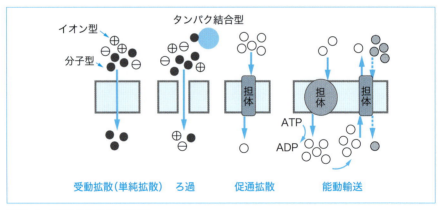

図5-1　薬物の生体膜の通過

受動拡散
（単純拡散）

　受動拡散は，一般的な通過様式である．濃度の高い側から低い側へ移動する．運搬するための担体やエネルギーを必要としない．
　例）消化管での吸収や腎尿細管での再吸収
・脂溶性が高く，分子量が小さい薬物が移動しやすい．
・同じ薬物であっても，イオン化されている型（**イオン型**）よりも，イオン化されていない型（**分子型**，非イオン型）が移動しやすい．
・イオン型と分子型の割合にはpHが大きく影響する．
　例）アスピリンは，酸性環境で分子型に，リドカイン塩酸塩は，塩基性環境で分

ろ過	子型になる．
	圧力差によって小孔から通過することを，ろ過という．薬物の大きさに依存する．運搬するためのタンパク質（トランスポーター）やエネルギーを必要としない．タンパク質に結合した薬物は通過できない． 　例）腎糸球体でのろ過
促通拡散	促通拡散では，運搬するための担体（トランスポーター）を必要とするが，エネルギーを必要としない．薬物を高濃度側から低濃度側へ移動させる． 　例）消化管におけるアミノ酸や糖の輸送
能動輸送	ATPの加水分解（ADP+Pi）により生じるエネルギーを使って**ポンプ**で薬物を低濃度側から高濃度側へ移動させることを能動輸送という．また，このとき生じたイオン勾配に応じて，別のトランスポーターによって二次的に薬物が移動する場合もある． 　例）腎尿細管での分泌

2　薬物の吸収と適用方法

吸　収	薬物が投与されてから全身循環に入るまでの過程を，**吸収**という．

（1）静脈内投与
直接静脈内に投与するので吸収過程を無視できる．

（2）経口投与
吸収過程が最も複雑であり，薬物の溶出速度，飲食物，消化管内のpH，消化管や肝臓における代謝，ほかの薬物との相互作用によって影響を受ける．

経口適用	経口投与（内服）は，全身作用を目的とした適用法である（**図5-2**）．小腸や胃から吸収されるが，表面積が最も大きな小腸からほとんど吸収される．受動拡散に従う．アスピリンなどの弱酸性薬物では，pHが低い胃からの吸収が多くなる． 　薬物の血中濃度増加が最も遅く，濃度低下が最もゆるやかなため，作用発現が最も遅いが，持続性は最も長い（**図5-3**）．安全性は比較的高いが，緊急時には適さない． 　薬剤のかたち（剤形）は吸収と作用発現に影響を与える．経口液剤やシロップ剤はすでに溶解しているので吸収と発現が最も速いが，錠剤は崩壊する必要があるため発現が遅くなる．散剤とカプセル剤はその中間である． 　薬物は，消化管粘膜を通過後，門脈を通って肝臓に入り，肝臓で一部が代謝されてから全身循環に入る．この現象を**初回通過効果**という．そのため，薬効が弱くなる． 　胃酸で分解されたり（ベンジルペニシリンカリウム），消化酵素で分解されたり（インスリン）する薬物は，経口投与に適さない．ほとんど消化管から吸収しない薬物（アミノグリコシド系抗菌薬，*d*-ツボクラリン）は，全身作用の目的としては使えない．

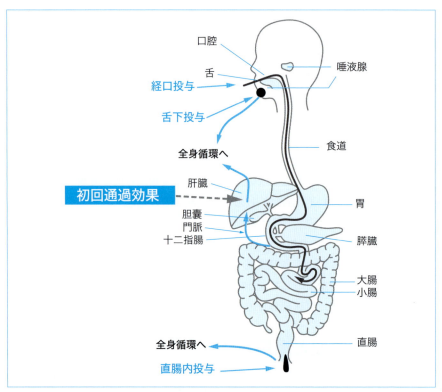

図5-2 経口投与と，そのほかの適用による吸収

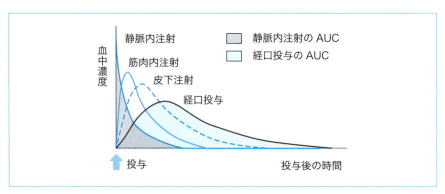

図5-3 投与方法による血中濃度変化と血中薬物濃度-時間曲線下面積（AUC）の違い

非経口適用

（1）口腔内適用（図5-2）

　舌下錠や**バッカル錠**による全身作用を目的とした適用である．口腔粘膜から直接全身循環に薬物が入るため**初回通過効果**がない．作用発現が急速な舌下錠としては，狭心症発作に用いる**ニトログリセリン**が有名である．

　歯科では局所作用を目的とした消毒薬，抗菌薬，う蝕予防薬などが**軟膏剤**，付着錠，液剤として適用される．口腔内の殺菌を目的にした含嗽薬（うがい薬）や**トローチ剤**（口中錠）も用いられる．

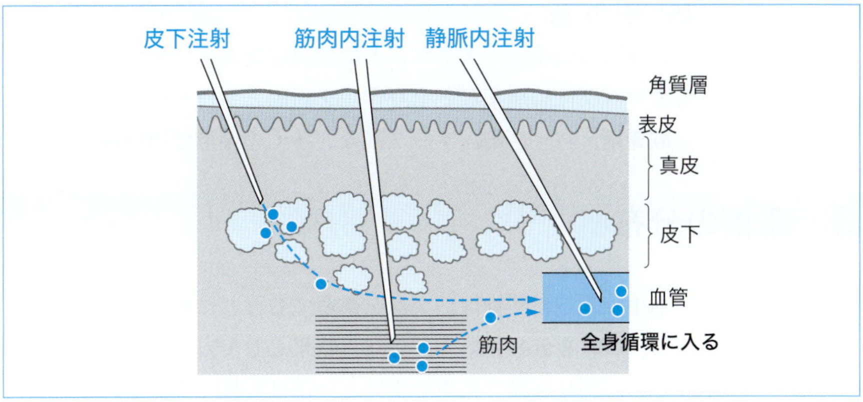

図 5-4　注射投与による吸収

(2) 直腸内適用（図 5-2）

坐剤による全身作用を目的とした適用である．直腸下部からの吸収は直接全身循環に入り，**初回通過効果**がない．直腸上部から吸収された場合には，肝臓に入るため初回通過効果を受ける．

幼児や経口投与ができない患者に適している．

(3) 注射投与（図 5-4）

全身作用を目的とした適用法である．**初回通過効果**がない．経口適用に比べて確実であり，効果が速く現れる．副作用に注意が必要である．注射剤は滅菌の必要がある．

a　皮下注射

皮下組織に注射する．皮下組織は感覚神経に富むため，注射時に疼痛がみられる．刺激性が強い薬物は使用できない．注射投与のなかでは，血中濃度の増加が最も遅く，濃度低下が最もゆるやかであるため，作用発現が最も遅く，持続が最も長くなる．

b　筋肉内投与

筋肉内に注射する．筋肉は血管に富むため，比較的すみやかに血中へ移行する．懸濁液などの痛みを伴う注射液の投与も可能である．

小児への投与では，筋肉の拘縮に対する注意が必要である．

c　静脈内投与

すべての投与法のなかで作用発現は最も速く，1 回投与では持続性が最も短い．点滴による持続注入も行われる．緊急時には有効であるが，副作用には特に注意を要する．不溶性の薬物は適用できない．

(4) 吸　入

全身作用を目的とした吸入麻酔薬（ガス状）や，局所作用を目的とした気管支喘息治療薬（エアゾール，霧状の液体を含んだ気体）がある．肺胞から吸収させる．静脈内注射に次いで速く吸収される．

(5) その他

皮膚への適用は，ステロイド性抗炎症薬など局所作用を目的としたものや，抗狭心症薬や麻薬性鎮痛薬など全身作用を目的としたものがある．

軟膏剤，パップ剤，テープ剤など多くの剤形で用いられる．

3 薬物の分布

血中に入った薬物は，全身を循環するうちに血管壁を通過して全身の各組織へ移行する．これを**分布**という．分布の結果として，一部は作用点に到達して薬理作用を示すが，一部は肝臓で代謝を受け，一部は腎臓で排泄される．薬物の分布は，血管透過性，組織血流量，血漿タンパク結合率，組織親和性の影響を受ける．

薬物によっては，**アルブミン**，$α_1$-酸性糖タンパクなどの**血漿タンパク質**と結合しやすいものがある．血中で血漿タンパクと結合している薬物を**結合型**，結合していない薬物を**遊離型**という．

例）抗凝固薬のワルファリンカリウムの 99％は結合型である．結合型は組織中へ移行しないので，薬理作用を示さず，代謝・排泄もされない（**図 5-5**）．

組織によって毛細血管の透過性が異なる．腎臓，肝臓，骨髄などの毛細血管では，血漿タンパクに結合していなければ薬物は通過できる．しかし，毛細血管を薬物が透過しにくい特殊な構造をもつ部位がある．このような部位を**関門**という．

血液中の物質を簡単に中枢（脳と脊髄）へ通さないようにすることで，脳を有害物質から守る**血液脳関門**（p.65，**図 2-2** 参照）とよばれる機構がある．そのため，中枢へは薬物が移行しにくい．しかし，脂溶性が高い吸入麻酔薬や静脈麻酔薬は容易に血液脳関門を通過できるため，中枢組織に多く分布する．**血液胎盤関門**は脳関門に比べて薬物の透過性が高いので，胎児への影響に注意しなければならない．

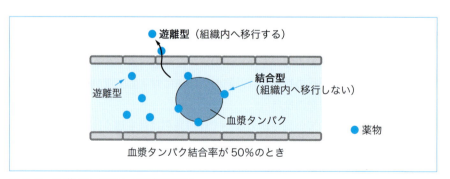

図 5-5　血漿タンパクへの薬物の結合

4　薬物の代謝

薬物の多くは，化学的な変化を受けて水溶性が高いかたちへ変化する．これを**薬物代謝**という．多くの薬物は代謝によって活性を失う．しかし，代謝されると逆に活性をもつように設計された**プロドラッグ**とよばれる薬物もある．

薬物代謝で最も重要な器官は**肝臓**であるが，消化管粘膜などでも代謝は行われる．薬物代謝に関与する酵素を**薬物代謝酵素**という．薬物代謝の結果として，尿などへ薬物が排泄できるようになる．

一般的に，薬物は二相性の代謝を受ける．第1相反応では酸化，還元，加水分解を受け，第2相反応では抱合を受ける（図5-6）．しかし，これらの代謝の過程を経ずに排泄される薬物もある．

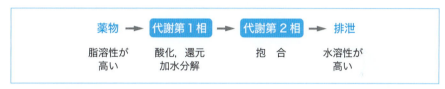

図5-6　薬物代謝

第1相反応

(1) 酸　化

肝臓のミクロソームにある**シトクロム（チトクローム）P-450**という薬物代謝酵素で酸化される．シトクロムP-450は基質特異性が乏しいので，多くの種類の薬物を代謝できる．

薬物によっては，連用によって酵素活性が増加（**酵素誘導**）するため，ほかの薬物の代謝を促進して薬効を低下させる場合（**薬物耐性**）がある．また，酵素活性を抑制（**酵素阻害**）するため，ほかの薬物の代謝を抑制して薬効を増加させる場合がある．

(2) 還　元

肝臓のミクロソームの還元酵素で還元される．

(3) 加水分解

エステル結合をもつ薬物は，各組織中にあるエステラーゼで加水分解される．

第2相反応：抱合

水溶性の高い分子を結合させて，薬物の水溶性を高める．グルクロン酸抱合，グリシン抱合，硫酸抱合などがある．

基質特異性
酵素によって化学反応を受ける物質を基質という．
酵素が特定の基質の化学構造を認識して，その基質のみに化学変化を起こすことを基質特異性があるという．

5　薬物の排泄

水溶性が高くなった薬物は、腎臓、肝臓、汗腺、乳腺、唾液腺、肺から体外へ出される。これを**排泄**という。

腎　臓

薬物の排泄に最も重要な器官は腎臓である。水溶性が十分に高い薬物は尿中へ排泄される（図 5-7）。

腎臓の糸球体では、遊離型薬物が**ろ過**されて尿細管へ移行する（p.29, ろ過参照）。尿細管では、脂溶性が高いままの薬物は血中へ受動的に**再吸収**される（p.28, 受動拡散参照）。尿細管内の pH に影響を受ける。

ペニシリンなどの薬物は、トランスポーターを介して血中から尿細管へ能動的に**分泌**される（p.29, 能動輸送参照）。

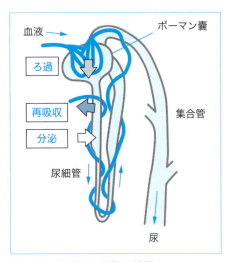

図 5-7　腎臓での薬物の排泄

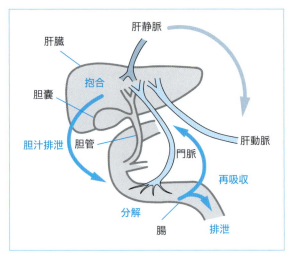

図 5-8　薬物の腸肝循環

肝　臓

薬物によっては、肝臓から胆汁とともに小腸に排泄されるものがある（**胆汁排泄**という）。グルクロン酸抱合を受ける薬物のなかには、胆汁排泄されたあとでグルクロン酸がはずれるため、再び薬物が小腸から吸収されることがある。この過程を繰り返すことを**腸肝循環**とよび、薬物の血中濃度が低下せず、**蓄積**の原因になる（図 5-8）。

乳　腺

多くの薬物は母乳中に排泄されるので、授乳中の母親は注意が必要である。

汗　腺

薬物によっては汗腺から排泄されて、皮膚を刺激するものがある。

唾液腺

重金属や抗菌薬などは唾液中に排泄される。

肺

吸入麻酔薬などは肺から排泄される。

6 薬物動態パラメーター

(1) 血中薬物濃度変化

薬物を静脈内投与すると投与直後に最大値を示すが，**代謝**，**排泄**によって時間とともに減少する．その時間経過は指数関数で表されるので，縦軸を対数目盛にすると直線に変換できる（図 5-9）．

薬物を経口投与すると投与直後の血中薬物濃度は 0 であるが，腸管からの吸収に伴い増加して最高濃度に達したあとは，代謝，排泄によって時間とともに減少する（図 5-3 参照）．

(2) 生物学的半減期（$t_{1/2}$）

任意の時点での薬物濃度から，その 1/2 の濃度になるまでに要する時間を**生物学的半減期**という（図 5-9）．

- 代謝能・排泄能が低下すると $t_{1/2}$ が延長する．
  （肝臓や腎臓の機能が低下している患者や高齢者は $t_{1/2}$ が延長する）
- 血漿タンパク結合率が高いと $t_{1/2}$ が延長する．

AUC
area under the blood concentration-time curve

(3) 血中薬物濃度-時間曲線下面積（AUC）

血中薬物濃度と時間軸で囲まれた面積をいう（図 5-3 参照）．

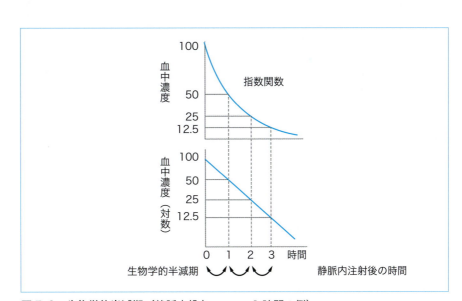

図 5-9　生物学的半減期（静脈内投与で $t_{1/2}$ ＝1 時間の例）

(4) バイオアベイラビリティ

ある投与方法によって体循環に入った薬物の割合を**バイオアベイラビリティ**（生体利用率，生物学的利用能）といい，次の式で求められる．

$$バイオアベイラビリティ（\%） = \frac{投与方法のAUC}{静脈内投与でのAUC} \times 100$$

バイオアベイラビリティは，投与方法，剤形などによって影響される．静脈内投与では最大値（100%）になる．経口投与では初回通過効果によって減少する．

(5) 分布容積

薬物投与量を投与後の血中濃度で割った値を**分布容積**といい，組織への薬物の分布されやすさの指標になる．すなわち，分布容積が大きいと組織移行性が高いことを示している．

(6) クリアランス

薬物の排泄能力をクリアランスといい，腎臓からの排泄能力を**腎クリアランス**という．腎機能を推定する検査値として，クレアチニン・クリアランス（Ccr）が用いられる．

復習 ○×

- [ ] 1. 脂溶性の低い薬物は，受動拡散を受けやすい．
- [ ] 2. 薬物の能動輸送には，ATPの加水分解により生じたエネルギーを使う．
- [ ] 3. 経口投与では，筋肉内投与に比べて薬理作用の持続時間が長い．
- [ ] 4. 初回通過効果によって薬物の生体利用率は増加する．
- [ ] 5. 舌下から吸収させる薬物には，肝臓の初回通過効果がない．
- [ ] 6. 経口投与は，緊急時に適している．
- [ ] 7. 静脈内投与は，薬理作用の持続時間が最も短い投与法である．
- [ ] 8. グロブリンは，薬物の分布に影響を与える．
- [ ] 9. 静脈麻酔薬は水溶性が高いため，血液脳関門を通過できる．
- [ ] 10. 血中でアルブミンと結合した薬物は，腎糸球体でろ過されない．
- [ ] 11. 酸化は，薬物代謝の第1相反応である．
- [ ] 12. グルクロン酸抱合は，薬物代謝の第1相反応である．
- [ ] 13. 肝ミクロソームのシトクロムP-450が薬物を酸化する．
- [ ] 14. 薬物代謝が亢進すると，生物学的半減期が延長する．
- [ ] 15. 脂溶性が高い薬物は，腎尿細管で再吸収される．
- [ ] 16. 腸肝循環は，薬物耐性の原因である．
- [ ] 17. 腎臓からの排泄能力は，腎クリアランスとよばれる．

Answer
1. ×（脂溶性が高い） 2. ○ 3. ○ 4. ×（減少） 5. ○ 6. ×（静脈内投与） 7. ○ 8. ×（アルブミン） 9. ×（脂溶性） 10. ○ 11. ○ 12. ×（第2相） 13. ○ 14. ×（短縮する） 15. ○ 16. ×（蓄積） 17. ○

6 薬物の作用を規定する因子

到達目標
①薬理作用を規定する要因（ライフステージ，病因，心因性，遺伝性，投与時間など）を説明できる
②薬物の連用による耐性，蓄積，依存および併用による協力，拮抗を説明できる
③服薬遵守について説明できる

人によって，同じ薬を飲んでも効果が異なるのは生体感受性が異なるからである．薬物の作用に影響する要因として，生体自身に起因する場合，薬物投与の方法に起因する場合，服薬遵守に起因する場合がある（図6-1）．

図6-1 薬物の作用を規定する因子

1 生体自身に起因する感受性の差

ライフステージ，病気の状態，心理的要因や遺伝的要因，投与時間によっても薬物の作用の現れ方は異なる．

ライフステージ

(1) 小　児

小児は成人に比べて薬物に対する感受性が高い．これは，小児の組織・器官の機能が未発達なためである．小児の薬用量は，年齢などをもとに，成人用量比で求める（図6-2）．現在，小児の薬用量は**体表面積比**に基づいて算出するのがよいとされている．アウグスバーガーの式がその値に近いとされているが，1歳以下には適応できない．そこで，1歳以下にも対応するようにつくられたハルナックの換算表が最も有用である．

(2) 高 齢 者

高齢者は加齢に伴い，体内の水分量の減少による水溶性薬物の血中濃度の上昇，皮下脂肪の増加による脂溶性薬物の蓄積，血漿タンパク質のアルブミン低下による遊離型薬物濃度の上昇が生じるため，薬物の感受性が高まる．肝臓や腎臓では加齢に伴い

機能が低下するため，薬物の代謝・排泄が延長する．

また，高齢者では，複数の病気に罹患し多くの薬物を服用することになり，薬物併用による相互作用に注意する必要がある（p.47 参照）．

(3) 妊婦（女性）

一般に女性は男性よりも薬物感受性が高いといわれている．妊婦が服用した薬物は胎盤を通過して胎児に影響を及ぼす（図 6-3）．薬物の胎児への有害な作用は奇形を起こす「催奇形性」（p.46 参照）と，発育障害や機能障害を起こす「胎児毒性」とに分けられる．催奇形性が問題となる薬物として睡眠薬のサリドマイドによる四肢の発育不全が知られている．胎児毒性が問題となる薬物として，歯の着色やエナメル質形成不全を起こすテトラサイクリン系抗菌薬や胎児循環障害を起こす酸性非ステロイド性抗炎症薬が知られている．また，大部分の薬物は母乳へ移行するため，授乳婦への薬物投与にも注意を要する．

1　ヤング（Young）の式
　小児の薬用量 ＝ 成人量 × ［年齢 ÷（年齢 ＋ 12）］

2　アウグスバーガー（Augsberger）の式
　小児の薬用量 ＝ 成人量 × ［（年齢 × 4 ＋ 20）÷ 100］

3　ハルナック（von Harnack）の換算表

年　齢	3か月	6か月	1歳	3歳	7.5歳	12歳	成人
投与量	1/6	1/5	1/4	1/3	1/2	2/3	1

図 6-2　小児の薬用量の求め方

妊娠期	受精	着床	器官形成期											胎児成長・成熟期																								
妊娠週数	1	2	3	4	5	6	7	8	9	10	11	12	13	14	15	16	17	18	19	20	21	22	23	24	25	26	27	28	29	30	31	32	33	34	35	36	37	38	39
薬物の影響	a			b				c								d																							

a　受精から妊娠3週
　流産を引き起こし死亡するか，修復して完全に回復するため（all or none），薬物の影響はほとんど表面化しない．

b　妊娠4週から7週
　器官形成期であり胎児の薬物の感受性が高く，最も薬物の影響を受けやすい時期であり，催奇形性が問題となる．

c　妊娠8週から15週
　重要な器官形成は終了しているが，口蓋や性器の形成は継続しているため，薬物による形態異常を起こしうる．

d　妊娠16週から分娩
　薬物投与により形態異常は起こらないが，胎児の発育障害，機能障害などの胎児毒性が問題となる．

図 6-3　妊娠期による胎児への薬物の影響

病因

薬物は，健常時には効果がないが，病的状態に対しては著しい効果を現すことが多い．解熱薬は，発熱時に用いると体温を低下させるが，平熱時の体温にはほとんど影響を与えない．また，肝臓（薬物代謝に関与），腎臓（薬物排泄に関与）などの疾患では，薬物の代謝や排泄能が低下し，薬物の作用持続時間の延長や，毒性の増加がみられることがある．

心因性

薬物の効果は患者の心理的要因に左右される．たとえば，薬理作用のないプラセボ（偽薬）を投与しても効果が現れることがある．これを**プラセボ効果**という．新薬開発などの臨床試験において，心因性の要因を除外するために二重盲検法（p.17 参照）が用いられる．

遺伝性

薬物の効果は遺伝的体質に左右されることがある．遺伝子変異により薬物代謝酵素が欠損していると薬物の効果が強くなる（図6-4）．また，受容体や標的酵素に遺伝子変異が起きた場合には，生体感受性が変化する．

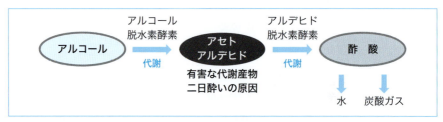

図6-4　アルコール代謝と二日酔い
体内に取り込まれたアルコールは，まず，アルコール脱水素酵素によりアセトアルデヒド（二日酔いの原因物質）に代謝され，次いで，アセトアルデヒド脱水素酵素により酢酸に代謝される．アセトアルデヒド脱水素酵素には3つの遺伝子の型があり，酵素の活性が強い人，弱い人，そして，活性がまったくない人がいる．お酒の強い人はアセトアルデヒドの代謝速度が速い活性型をもち，逆に代謝速度の遅い低活性型や酵素活性がまったくない非活性型をもつ人は，お酒に弱い．黄色人種は，白人，黒人に比べて活性型をもつ人の割合が低いことから「お酒に弱い」人種といえる．

投与時間

処方せんには，薬物を服用するタイミングとして「食前」，「食間」，「食後」，「就寝前」などと記載される（表6-1）．これは，食事が薬物の作用に影響を与えるからである．また，食事を基準にすることにより飲み忘れを防止する効果も期待できる．

さらに，生体には24時間周期の生理的なリズム（概日リズム）が存在するため，薬

表6-1　薬物の正しい服用時間

食　前	食事の30分～60分前 胃の中に食物が入っていると効果が弱まる医薬品や，食事中の効果を期待する．健胃薬など
食　後	食事の30分～60分後 胃に負担をかけやすい薬物．解熱鎮痛薬など
食　間	食事と食事の間で，食事のおよそ2時間後（食事中という意味ではない） 食事の影響を受けやすい薬物．胃腸薬（胃粘膜修復剤）など
就寝前	寝る前の10～30分　催眠薬など

物の効果を最大限に発揮するためには，投与時刻を考慮する必要がある．
　例）喘息は，発作が発現しやすい夜に効果が最大となるように投薬することで治療効果が高まる．

2　薬物の投与方法に起因する感受性の差

持続的な薬理作用を得るために薬物を繰り返し投与することを，連用という．また，複数の薬物を同時に投与することを，併用という．連用や併用など薬物投与の方法によっても作用の現れ方は異なる．

薬物の連用に起因する現象

(1) 耐　性

同一の用量の薬物を連用した結果，生体感受性が低下していき，徐々に薬効を示さなくなる．これを薬物耐性という．モルヒネ塩酸塩水和物（麻薬性鎮痛薬）やバルビツール酸誘導体（催眠薬）やアルコールは耐性を生じやすい（表6-2）．短期間に投与を繰り返したことにより現れる耐性を，**タキフィラキシー**（速成耐性）という．

表6-2　薬物依存形式の分類

	薬物名	作用メカニズム	精神依存性	身体依存性	耐性
オピオイド系	モルヒネ塩酸塩水和物，ヘロイン	オピオイドμ受容体と結合	強い	著明	著明
中枢神経抑制薬系	バルビツール酸誘導体類	$GABA_A$受容体のバルビツール酸誘導体結合部位と結合	短時間作用のものは強い	強い	中等
	ベンゾジアゼピン類	$GABA_A$受容体のベンゾジアゼピン結合部位と結合	中等	中等	弱い
	アルコール	脳幹網様体賦活系の抑制	強い	強い	強い
中枢神経興奮薬系	コカイン塩酸塩	モノアミントランスポーターと結合	著明	なし	なし
	覚せい剤（アンフェタミンなど）		強い	なし	弱い

（加藤有三，篠田　壽，大谷啓一　ほか編：現代歯科薬理学 第5版，p.79，医歯薬出版，2012より改変）

(2) 蓄　積

代謝や排泄の速度が遅い薬物を連用すると，体内に徐々に蓄積されて，ついには，一度に大量投与したような中毒症状を生じることがある．これを，蓄積作用という．

(3) 依　存

薬物を連用することにより，その薬物に対する欲求が強くなり，中止するのが困難になることがある．これを，依存という．依存には精神的依存と身体的依存がある．
　a　精神的依存
薬物投与の中断により，精神的な症状のみが出る．

b 身体的依存

薬物投与の中断により，手の振戦（ふるえ），発汗，頻脈，不快感など身体的症状を示す**禁断症状（離脱症状）**が生じる．

薬物の併用に起因する現象　薬物を併用したとき，それぞれの薬物を単独で用いた場合よりも効果が増加する場合（協力作用）や減弱する場合（拮抗作用）がある（p.47 参照）．

3　服薬遵守の差

処方された薬物は正しく使われてはじめて有効なものとなる．医師，歯科医師，薬剤師などの医療従事者が患者に薬物の正しい使い方を説明することを服薬指導といい，患者がその指示通りに服薬することを服薬遵守という．服薬遵守の差によっても薬物の作用の現れ方は変わってくる．

服薬遵守　患者が処方薬を医療従事者の指示通りに服用することをコンプライアンス（服薬遵守）が良いという．しかし，近年，「治療は医師の指示に従う（コンプライアンス）」という考え方から，「患者が治療方針に賛同し積極的に治療を受ける（アドヒアランス）」という考え方に変わってきた．医師と患者が十分にインフォームドコンセントを行い，患者が納得したうえで服薬が行われることで，アドヒアランスは向上する．アドヒアランスが低下すると薬効の低下や副作用の増加などが問題となる．抗菌薬においては耐性菌出現のリスクが高まる．

表 6-3　おもな添付文書記載事項

1. 警告	10.2 併用注意（併用に注意すること）
2. 禁忌（次の患者には投与しないこと）	11. 副作用
3. 組成・性状	11.1 重大な副作用
3.1 組成	11.2 その他の副作用
3.2 製剤の性状	12. 臨床検査結果に及ぼす影響
4. 効能又は効果	13. 過量投与
5. 効能又は効果に関連する注意	14. 適用上の注意
6. 用法及び用量	15. その他の注意
7. 用法及び用量に関連する注意	15.1 臨床使用に基づく情報
8. 重要な基本的注意	15.2 非臨床試験に基づく情報
9. 特定の背景を有する患者に関する注意	16. 薬物動態
9.1 合併症・既往歴等のある患者	17. 臨床成績
9.2 腎機能障害患者	18. 薬効薬理
9.3 肝機能障害患者	19. 有効成分に関する理化学的知見
9.4 生殖能を有する者	20. 取扱い上の注意
9.5 妊婦	21. 承認条件
9.6 授乳婦	22. 包装
9.7 小児等	23. 主要文献
9.8 高齢者	24. 文献請求先及び問い合わせ先
10. 相互作用	25. 保険給付上の注意
10.1 併用禁忌（併用しないこと）	26. 製造販売業者等

医薬品情報

医薬品の添付文書には医薬品を安全かつ適正に使用するための医療従事者向けの情報が書かれている．2017（平成29）年の添付文書記載要領の改定に伴い「原則禁忌」，「慎重投与」は廃止され，現在その内容は「特定の背景を有する患者に関する注意」に記載されている．表6-3 に現在の添付文書記載事項を示す．一方，患者向けの医薬品情報は，医薬品医療機器総合機構（PMDA）がインターネット（医薬品医療機器情報提供ホームページ）で公開している．患者への医薬品の情報提供は，服薬遵守において重要である．

復習 ○×

- □ 1. 一般に，小児は成人に比べて薬物の作用が強く発現する．
- □ 2. 小児の薬用量は，体表面積に基づいて算出するのがよい．
- □ 3. 高齢者は，いくつかの疾患が合併し，複数の薬物を併用していることがある．
- □ 4. 男性と女性で薬物感受性に差が出ることがある．
- □ 5. 高齢者では加齢に伴い肝機能や腎機能が低下しているため，薬物の効果が減弱する．
- □ 6. 高齢者では投与された薬物の半減期は延長する．
- □ 7. 妊婦へのテトラサイクリン系抗菌薬の投与により胎児の歯に着色を起こすことがある．
- □ 8. 妊婦への酸性非ステロイド性抗炎症薬の投与により胎児が死亡する危険がある．
- □ 9. 薬物の効果は，病的状態に影響を受けることがある．
- □ 10. 肝臓や腎臓に疾患があると，薬物の作用時間が延長することがある．
- □ 11. 偽薬により出現する薬理学的効果をプラセボ効果という．
- □ 12. 薬物の効果は，遺伝的体質に左右されることがある．
- □ 13. 処方せんに「食間」と記載されている場合には，薬物は食事中に服用する．
- □ 14. 食後とは，食事の30〜60分後をさす．
- □ 15. 薬物の投与時間は薬効に影響しない．
- □ 16. モルヒネ塩酸塩水和物には身体依存がある．
- □ 17. コカイン塩酸塩は，精神依存を示すが，身体依存は示さない．
- □ 18. 薬物の連用により現れる現象として，蓄積，耐性，依存などがある．
- □ 19. タキフィラキシーは，薬物の併用によって現れる現象である．
- □ 20. 同一の薬物を連用することにより耐性を生じることがある．
- □ 21. 高齢者では認知機能の低下によりアドヒアランスも低下する．
- □ 22. アドヒアランスの低下により副作用のリスクも低下する．
- □ 23. 患者が服薬の必要性を理解することは，アドヒアランスの向上につながる．
- □ 24. 医薬品の添付文書は患者向けに書かれている．

Answer
1. ○ 2. ○ 3. ○ 4. ○ 5. ×（効果が増強する） 6. ○ 7. ○ 8. ○ 9. ○ 10. ○
11. ○ 12. ○ 13. ×（食事と食事のあいだ） 14. ○ 15. ×（影響を与える） 16. ○ 17. ○
18. ○ 19. ×（連用） 20. ○ 21. ○ 22. ×（リスクが上昇する） 23. ○ 24. ×（医療従事者向け）

7 薬物の副作用，有害作用，相互作用

到達目標 ①薬物の一般的副作用，有害作用と，口腔領域に現れる副作用，有害作用を説明できる
②薬物の併用（協力作用，拮抗作用，相互作用）を説明できる

1 副作用，有害作用

　患者に有効量の薬物を投与した場合に，治療の目的に合った作用を**主作用**，治療に対して不必要な，むしろ障害となる作用を**副作用**という．したがって，使用目的により，主作用であったものが，あるときには副作用になることもある．
　たとえば，アトロピン硫酸塩水和物には，唾液や胃液などの分泌抑制，散瞳，平滑筋の弛緩作用などがある．この薬物を胃潰瘍の治療に用いた場合には，胃液分泌抑制作用は主作用で，唾液分泌抑制による口渇は副作用になる．逆に，アトロピン硫酸塩水和物を麻酔前投薬に用いた場合には，唾液分泌抑制作用は主作用で，散瞳や胃液分泌抑制作用は副作用になる．このように，主作用と副作用はその薬物の使用目的によって異なり，常に決まっているものではない．
　世界保健機関（WHO）は，薬物を，疾病の予防，治療，診断の目的で，有効量で用いたときに発現する有害，かつ意図しない反応を，有害作用と定義している．日本では，副作用と有害作用はほとんど同じ意味で用いられている．ここでは，薬物の一般的な副作用と有害作用，口腔領域に現れる副作用について分類する．

一般的な副作用と有害作用

薬物過敏症
hypersensitivity

特異体質
idiosyncrasy

(1) 薬物アレルギー（薬物過敏症）
　一度使用した薬物が抗原となり，次に同じ薬物を使用すると抗原抗体反応が起こる．したがって，先天的な特異体質とは異なり，必ず抗原抗体反応が先行する後天的なものである．
　薬物アレルギーは次の4つに分類される．
a　Ⅰ型アレルギー（即時型，アナフィラキシー型）
　IgE抗体依存性の即時型アレルギー．**アナフィラキシーショック**，アレルギー性気管支喘息，アレルギー性鼻炎，アトピー性皮膚炎および急性蕁麻疹などがある．
　●ペニシリン系抗菌薬，プロカイン塩酸塩，メチルパラベン，クロルヘキシジングルコン酸塩，ヨード化合物（造影剤）など
　アナフィラキシーショックを起こすことがある．
b　Ⅱ型アレルギー（即時型，細胞傷害型）
　溶血性貧血，顆粒白血球減少症および血小板減少症などがある．
c　Ⅲ型アレルギー（即時型，免疫複合体型，アルサス型）
　免疫複合体によるアレルギー．糸球体腎炎，関節リウマチ（RA），血清病，全身性エリテマトーデス（SLE）などがある．

d　Ⅳ型アレルギー（遅延型）

遅延型アレルギーともいう．ツベルクリン反応にみられるように，T細胞（Tリンパ球）が抗原と反応して，結核菌に対する感作T細胞（感作Tリンパ球）を生じることで，抗原注射後48時間で反応が最高になる．

Ⅰ型・Ⅱ型・Ⅲ型アレルギーは体液性免疫にもとづくのに対し，Ⅳ型アレルギーは細胞性免疫によるものである．

アレルギー性接触性皮膚炎，アトピー性皮膚炎，同種移植片拒絶反応などがある．

> **ツベルクリン反応**
> 過去，結核に感染したことがあるかどうかの検査に用いる．結核に感染したことがないと，ツベルクリン注射を打っても発赤しない．

おもな薬物アレルギーと代表的薬物を以下に示す．

a　アナフィラキシーショック（p.44参照）
b　蕁麻疹，固定薬疹
- 非ステロイド性抗炎症薬（NSAIDs），ヨード造影剤，副腎皮質ステロイドなど

c　スティーブンス・ジョンソン症候群（SJS）
- NSAIDs，抗菌薬，抗てんかん薬（カルバマゼピン，バルプロ酸ナトリウム）など

d　中毒性表皮壊死症（TEN）
- NSAIDs，抗菌薬，抗てんかん薬（カルバマゼピン，バルプロ酸ナトリウム）など

e　光線過敏症
- 抗菌薬（テトラサイクリン系，ニューキノロン系），クロルプロマジン塩酸塩，NSAIDs（ピロキシカム，ジクロフェナクナトリウム），サイアザイド系利尿薬など

(2) 血液障害

a　赤血球障害
- パラアミノサリチル酸カルシウム水和物（PAS），βラクタム系抗菌薬，メチルドパ水和物，クロルプロマジン塩酸塩，サルファ薬など

溶血性貧血がみられる．

- クロラムフェニコール，フェニトイン，クロルプロマジン塩酸塩，アスピリン，イブプロフェンなど

再生不良性貧血がみられる．

b　白血球障害
- クロルプロマジン塩酸塩，チクロピジン塩酸塩，チアマゾール，プロピルチオウラシルなど

無顆粒球症がみられる．

c　血小板障害
- クロルプロマジン塩酸塩，チクロピジン塩酸塩，チアマゾール，ペニシラミンなど

血小板減少性紫斑病がみられる．

d 骨髄抑制
- メルカプトプリン水和物，フルオロウラシルなど

(3) 消化器障害
a 消化性潰瘍
- NSAIDs，副腎皮質ステロイド薬など

b 偽膜性大腸炎
- βラクタム系抗菌薬，リンコマイシン塩酸塩水和物，クリンダマイシン塩酸塩など

(4) 肝障害
- アセトアミノフェン，スルピリン水和物，ロキソプロフェンナトリウム水和物，抗菌薬（テトラサイクリン系，マクロライド系）など

(5) 腎障害
- 抗菌薬（βラクタム系，アミノグリコシド系，ポリペプチド系），ポリエンマクロライド系抗真菌薬（アムホテリシンB），NSAIDs など

(6) 呼吸器障害
a アスピリン喘息
- NSAIDs，解熱鎮痛薬など

b 間質性肺炎
- 抗悪性腫瘍薬，抗不整脈薬など

(7) 中枢神経障害
a けいれん
- ニューキノロン系抗菌薬（NSAIDs との併用で起こりやすくなる），抗うつ薬など

b 第Ⅷ脳神経障害（耳鳴り，難聴）
- アミノグリコシド系，グリコペプチド系，マクロライド系抗菌薬など

c 錐体外路系障害（精神神経障害：パーキンソン病）
- 抗精神病薬，抗うつ薬など

(8) 催奇形性
- バルプロ酸ナトリウム，メトトレキサート，サリドマイドなど

(9) 発がん性
- 免疫抑制薬（アザチオプリン，シクロスポリン，タクロリムス）など

サリドマイド
1957年，催眠薬として開発された．妊娠初期に服用すると，胎児に障害（サリドマイド胎芽病，特に上肢の短縮）を生じるという，世界的に重大な薬害事件を起こした．
1962年，販売停止されたが，2009年，多発性骨髄腫の治療薬として市販されている．

口腔領域に現れる薬物の副作用

表 7-1 に口腔領域に現れる薬物のおもな副作用を示す．

表 7-1 口腔領域に現れる薬物のおもな副作用

副作用	薬物名（製品名）		用途（種類）
歯肉肥大（増殖）	フェニトイン（アレビアチン）		抗てんかん薬
	ニフェジピン（アダラート CR） ジルチアゼム塩酸塩（ヘルベッサー） ベラパミル塩酸塩（ワソラン） ニカルジピン塩酸塩（ペルジピン）		カルシウム拮抗薬
	シクロスポリン（サンディミュン）		免疫抑制薬
口腔乾燥症（口渇）	ジアゼパム（セルシン）		抗不安薬
	フルニトラゼパム（サイレース）		催眠・鎮静薬
	クロルプロマジン塩酸塩（ウインタミン） ハロペリドール（セレネース）		抗精神病薬
	アミトリプチリン塩酸塩（トリプタノール） イミプラミン塩酸塩（トフラニール）		抗うつ薬
	ジフェンヒドラミン塩酸塩（レスタミンコーワ） d-クロルフェニラミンマレイン酸塩（ポララミン）		アレルギー治療薬
	アトロピン硫酸塩水和物（硫酸アトロピン） スコポラミン臭化水素酸塩水和物（ハイスコ） ブチルスコポラミン臭化物（ブスコパン）		副交感神経抑制薬
	フロセミド（ラシックス）		利尿薬
	レボドパ（ドパストン）		パーキンソン病治療薬
唾液分泌過剰	ピロカルピン塩酸塩（サラジェン）		口腔内乾燥症状改善薬
	ベタネコール塩化物（ベサコリン）		副交感神経興奮薬
歯の形成不全と着色*	斑状歯	フッ化物	う蝕予防薬
	歯の色素沈着	テトラサイクリン塩酸塩（アクロマイシン）	抗菌薬
		ミノサイクリン塩酸塩（ミノマイシン）	
顎骨壊死	エチドロン酸二ナトリウム（ダイドロネル） アレンドロン酸ナトリウム水和物（フォサマック） リセドロン酸ナトリウム水和物（アクトネル） 抗 RANKL 抗体薬：デノスマブ（ランマーク）		骨粗しょう症・骨代謝改善薬（ビスホスホネート製剤）
口内炎	テガフール（フトラフール）		抗がん薬
	ドキシサイクリン塩酸塩水和物（ビブラマイシン）		抗菌薬
	ブレオマイシン塩酸塩（ブレオ）		抗がん薬
味覚障害	カプトプリル		降圧薬
	スピラマイシン		抗菌薬
	ペニシラミン		関節リウマチ薬

*歯の形成時期に薬物を投与することで起こる．

2　相互作用

　2種類以上の薬物を同時に併用した場合に，薬物の相互作用がみられることがある．薬物の相互作用は，薬力学的相互作用と薬物動態学的相互作用に大別される（図7-1）．

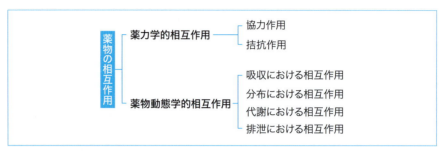

図7-1　薬物の相互作用

薬力学的相互作用

　図7-2に薬力学的相互作用を示す．

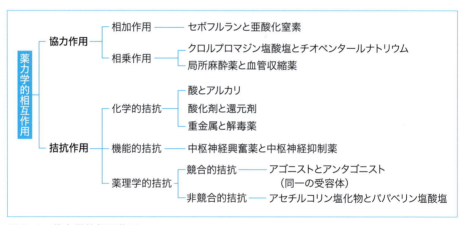

図7-2　薬力学的相互作用

（1）協力作用（図7-2）

　薬物を併用することで，おのおのの薬物の薬理作用の和に等しい場合を**相加作用**といい，類似した作用機序での薬物間でみられる．

　例）全身麻酔薬の吸入薬であるセボフルラン（揮発性の液体）と亜酸化窒素（ガス状）の併用

　一方，それぞれの薬理作用の和以上に作用が大きくなる場合を**相乗作用**とよび，異なった作用機序での薬物間でみられる．

　例）クロルプロマジン塩酸塩とチオペンタールナトリウム

　　　局所麻酔薬に血管収縮薬のアドレナリンを添加した場合

(2) 拮抗作用

薬物を併用することにより，効果が減弱，または消失する場合をいう．

a 化学的拮抗

酸とアルカリ，酸化剤と還元剤，重金属と解毒薬など，化学反応にもとづく拮抗である．

b 機能的拮抗（生理学的拮抗）

対象となる部位が同じで，相反する作用をもつ薬物間でみられる拮抗である．中枢神経興奮薬と中枢神経抑制薬とのあいだでみられる反応である．

c 薬理学的拮抗（図 7-3）

競合的拮抗と非競合的拮抗がある．

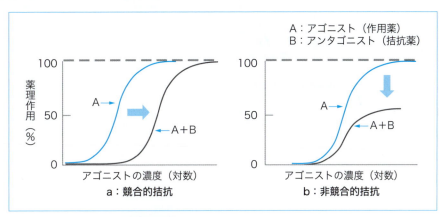

図 7-3　競合的拮抗と非競合的拮抗による用量-反応曲線の変化

競合的拮抗：同一の受容体を介してのアゴニスト（作用薬）とアンタゴニスト（拮抗薬）のあいだでみられる拮抗作用である．アンタゴニストによりアゴニストの作用は抑制されるが，アゴニストの濃度を増加すると作用は回復する．用量-反応曲線は右方移動する．

〈代表的な組み合わせ〉
- アドレナリン/ノルアドレナリン/イソプレナリン塩酸塩（交感神経作用薬）とフェントラミンメシル酸塩/プロプラノロール塩酸塩（交感神経拮抗薬）
- アセチルコリン塩化物（副交感神経作用薬）とアトロピン硫酸塩水和物，d-ツボクラリン（副交感神経拮抗薬）
- ヒスタミン塩酸塩とジフェンヒドラミン塩酸塩（抗ヒスタミン薬）
- モルヒネ塩酸塩水和物とナロキソン塩酸塩，レバロルファン酒石酸塩（モルヒネ塩酸塩水和物拮抗薬）など

非競合的拮抗：同一の受容体でない結合部位に結合したり，受容体周囲に結合したりして反応を遮断する拮抗である．競合的拮抗とは異なり，アゴニストの濃度を増加しても用量-反応曲線は抑制され，完全には回復しない．
- アセチルコリン塩化物とパパベリン塩酸塩

(3) その他

ニューキノロン系抗菌薬とNSAIDsとの併用により，けいれん発作を起こすことがある．

薬物動態学的相互作用

薬物動態学的相互作用は，吸収における相互作用，分布における相互作用，代謝における相互作用および排泄における相互作用に分類される（**図7-4**）．

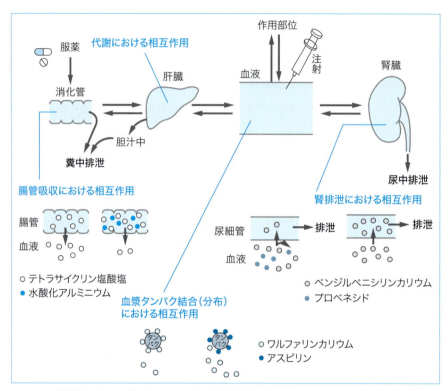

図7-4 薬物相互作用の機序
(野村隆英：薬の生体内運命と薬効，シンプル薬理学（野村隆英，石川直久編），改訂第5版，p.32，2014，南江堂より一部改変）

(1) 吸収における相互作用

吸収過程において，テトラサイクリン系抗菌薬とCa^{2+}，Mg^{2+}，Al^{3+}などを含んだ制酸薬，あるいは鉄剤を併用すると，難溶性のキレート化合物を形成する．このキレート化合物は吸収されにくいので，テトラサイクリン系抗菌薬の吸収が低下する．また，テトラサイクリン系抗菌薬を牛乳で服用すると，牛乳に含まれるCa^{2+}によりキレート化合物を形成し，吸収が低下する．

近年，歯科領域においてもよく使用されているニューキノロン系抗菌薬のオフロキサシン，トスフロキサシントシル酸塩水和物，ロメフロキサシン塩酸塩，レボフロキサシン水和物，シタフロキサシン水和物もAl^{3+}，Mg^{2+}含有の制酸薬との併用により吸収が低下し，効果が減弱することがある．

図7-5は，ニューキノロン系抗菌薬のノルフロキサシンと制酸薬の水酸化アルミニウムゲルを併用したときの血中濃度の差を現したものである．吸収が著しく減少しているのがわかる．

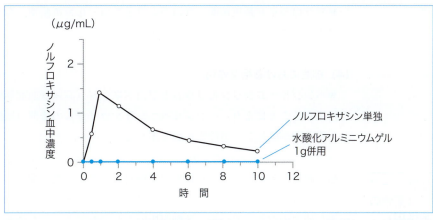

図7-5 ノルフロキサシン単独投与時と水酸化アルミニウムゲル併用時の血中濃度の差
(Shiba K. et al.：薬物動態，3：717，1988)

(2) 分布における相互作用

薬物は，吸収されて血中に入ると，血漿タンパク（アルブミン）と結合したかたちで存在するものと，血漿タンパクと結合しない遊離のかたちで存在するものがある．血漿タンパクと結合した薬物は，タンパク自体が高分子物質であるため，生体膜を通過できず，薬理作用が発揮できない．したがって，作用部位に到達して薬理作用を現すのは遊離型の薬物だけである．

ワルファリンカリウム，グリベンクラミド，インドメタシンなどは，おのおの90％以上が血漿タンパクと結合しており，残りの10％以下が遊離型である．この結合しているところへほかの薬物を併用すると，タンパク結合部位で相互に追い出し（置換）を行い，遊離型の濃度が高くなり，急激な組織移行が起こり，副作用を起こすことがある．

- ワルファリンカリウム（抗凝固薬）

99％が血漿タンパクと結合しているが，インドメタシン，アスピリンなどを併用した場合には，結合率が98％，97％に低下することがある．その結果，非結合型ワルファリンカリウムが2倍，3倍と増加するため，凝固時間が著しく延長され，**出血傾向**も助長されてくる．

- グリベンクラミド（経口糖尿病薬）

低血糖が起こることがある．

(3) 代謝における相互作用

代謝に基づく相互作用は，薬物代謝酵素である**シトクロム P-450** の酵素誘導・酵素阻害により，併用した他薬の代謝が促進・抑制された結果，薬物の作用の減弱・増強を生じる．

- フェノバルビタール，カルバマゼピン，フェニトイン（抗てんかん薬），リファンピシン（抗結核薬）など

薬物代謝酵素を誘導する．

- マクロライド系抗菌薬，クロラムフェニコール系抗菌薬，シメチジンなど酵素阻害する．

(4) 排泄における相互作用
- ベンジルペニシリンカリウムとプロベネシド（高尿酸血症治療薬）

併用することにより，ベンジルペニシリンカリウムの排泄（尿細管分泌）が抑制され，半減期が延長し，腎障害が強く現れる．

ポリファーマシー（薬物の多剤併用）　超高齢化社会の現在，歯科以外の診療科で受診，投薬を受けている高齢者が歯科を受診する機会が増えてきている．ポリファーマシーとは，厚生労働省の高齢者の医薬品適正使用の指針において，多剤服用のなかでも害をなすものをいい，単に服用する薬剤数が多いことではなく，それに関連して薬物有害事象のリスク増加，服薬過誤，服薬アドヒアランスの低下などの問題につながる状態のことを示している．

復習 ○×

1. 薬物の相互作用には，薬力学的相互作用と薬物動態学的相互作用がある．
2. 協力作用には，相加作用と相乗作用がある．
3. セボフルランと亜酸化窒素の併用は，相乗作用である．
4. チオペンタールナトリウムとクロルプロマジン塩酸塩の併用は，相加作用である．
5. Al^{3+}含有制酸薬とオフロキサシンの併用は，代謝における相互作用である．
6. ベンジルペニシリンカリウムとプロベネシドの併用は排泄における相互作用である．
7. プロカイン塩酸塩は，アナフィラキシーショックを起こすことがある．
8. アセチルコリン塩化物とアトロピン硫酸塩水和物は，競合拮抗する．
9. クロラムフェニコールは，再生不良性貧血を起こす．
10. アセトアミノフェンは，肝障害を起こす．
11. アトロピン硫酸塩水和物は，唾液分泌促進を起こす．
12. フェニトインの副作用で歯肉肥大（増殖）が起こる．
13. テトラサイクリン系抗菌薬の投与により歯の着色が起こる．
14. ジアゼパム投与により口腔乾燥症がみられる．
15. モルヒネ塩酸塩水和物とレバロルファン酒石酸塩は競合拮抗する．
16. シクロスポリンは，歯肉肥大（増殖）を生じる．
17. アトロピン硫酸塩水和物のアゴニストは，ピロカルピン塩酸塩である．
18. 抗ヒスタミン薬のd-クロルフェニラミンマレイン酸塩は，口腔乾燥症を生じる．
19. 非ステロイド性抗炎症薬は，消化器系障害を増悪させることがある．
20. アミノグリコシド系抗菌薬は，第Ⅷ脳神経障害（耳鳴り，難聴などの聴覚障害）を引き起こす．

Answer
1. ○　2. ○　3. ×（相加作用）　4. ×（相乗作用）　5. ×（吸収における相互作用）　6. ○　7. ○
8. ○　9. ○　10. ○　11. ×（唾液分泌抑制：口腔乾燥症）　12. ○　13. ○　14. ○　15. ○
16. ○　17. ○　18. ○　19. ○　20. ○

一般薬理学 II

1 末梢神経系に作用する薬物

到達目標　①おもな末梢神経作用薬の薬理作用，作用機序，副作用を説明できる
②末梢神経作用薬の臨床応用を説明できる

　末梢神経系は**自律神経系**と**体性神経系**からなり，それぞれ中枢側から末梢側に向かう遠心性神経と，末梢側から中枢側へ向かう求心性神経がある．

　自律神経系は，心臓，血管，気管，消化管，唾液腺，副腎髄質などの臓器（効果器）に働いて生体の恒常性（ホメオスタシス）を保つ．自律神経系の遠心性神経は，**交感神経**と**副交感神経**に分類される．多くの臓器は両方の神経系から支配を受ける．これを二重支配という．

　交感神経の活動は闘争時に優勢になる．一方，副交感神経は安静時に優勢になる．ほとんどの臓器では交感神経と副交感神経は逆の生理作用になるように支配していることから拮抗支配とよばれる．例外として，副腎や多くの血管は交感神経の単独支配である．また，唾液腺においては，副交感神経と交感神経が協調して分泌を促進する．

　自律神経は，効果器へ達するまでに途中に**自律神経節**を形成する．自律神経節に入り込む神経を**節前線維**，出る神経を**節後線維**といい，自律神経節でシナプスを形成して化学伝達が行われる．交感神経と副交感神経ともに，節前線維から**アセチルコリン**が放出されて，節後線維の**ニコチン受容体**に結合して情報を伝達する（図1-1）．

　交感神経は，脊柱に近い位置にある交感神経幹，あるいは腹腔で交感神経節を形成する．副交感神経は，効果器に近接して副交感神経節を形成するため，節後線維が短い．

　自律神経の節後線維は効果器細胞との間にシナプスを形成する．交感神経の節後線維終末からは**ノルアドレナリン**が放出されて，効果器の**アドレナリン受容体**に結合す

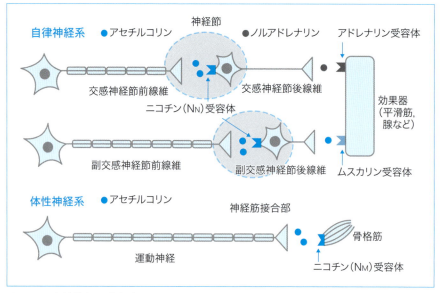

図1-1　末梢神経の遠心路

る．副交感神経の節後線維終末からは**アセチルコリン**が放出されて，効果器の**ムスカリン受容体**に結合する（図1-1）．

　例外として，副腎髄質には節前線維から直接入力があり，それに応じて副腎髄質細胞からアドレナリンとノルアドレナリンが内分泌される．また，交感神経は汗腺と骨格筋の血管を支配するが，その節後線維からはアセチルコリンが放出される．

末梢神経と薬物

　生体では1種類の神経伝達物質が使われていても，薬物との親和性が異なる受容体（**受容体サブタイプ**）が数多く存在する．臓器によっては特定のサブタイプを発現するので，受容体に選択的な薬物を用いることで特定の疾患に対する治療を行うことができる．

　自律神経は，活動電位の発生頻度によって神経伝達物質の分泌量を調節しながら持続的に活動している．競合的アンタゴニストは，それ自体は効力をもたないが，受容体を塞ぐことによって過剰の自律神経活動を抑制することができる．

　神経伝達物質は，神経終末で生合成されてシナプス小胞に貯蔵される．活動電位が神経終末に達するとCa^{2+}の流入が起こり，開口分泌される．神経伝達物質は神経終末で再取り込みをされるか代謝されることによって反応は終結する．

　以上のプロセスのどこかに影響を与える薬物は，各臓器の生理機能を変化させることができる．

1　自律神経系に作用する薬物

アドレナリン作動性神経に作用する薬物

　交感神経節後線維は，ノルアドレナリンを神経伝達物質とする神経（アドレナリン作動性神経）である．その化学伝達に影響を与える薬物には，アドレナリン受容体アゴニスト（作用薬），アドレナリン受容体アンタゴニスト（拮抗薬），神経終末に作用する薬物がある．

(1) アドレナリン受容体の分類

　アドレナリン受容体は，**α受容体**と**β受容体**に分類され，さらに$α_1$，$α_2$と$β_1$，$β_2$，$β_3$に細分類される．

(2) アドレナリン受容体アゴニスト（表1-1）

　アドレナリン受容体をアゴニストで刺激したときの薬理作用のことを，α作用，β作用などと表す．

● アドレナリン

　副腎髄質ホルモンである．α作用とβ作用は等しい強さである．中枢へ移行しない．

　$α_1$作用で皮膚，粘膜と消化管の血管を収縮させるが，$β_2$作用で骨格筋や心臓の血管を弛緩させる．$β_1$作用で心機能を亢進する．

　収縮期血圧はやや増加するが，拡張期血圧の低下を起こす．平均血圧の変化はほとんどみられない．

　$β_2$作用で気管支を拡張させる．

表 1-1　アドレナリン受容体アゴニスト

受容体	効果器	アゴニスト	薬理作用
α_1受容体	動脈	フェニレフリン塩酸塩 アドレナリン ノルアドレナリン	平滑筋収縮
	眼		瞳孔散大筋収縮（散瞳）
α_2受容体	交感神経	クロニジン塩酸塩 フェニレフリン塩酸塩 アドレナリン ノルアドレナリン	節後線維終末からのノルアドレナリン放出抑制
β_1受容体	心臓	ドブタミン塩酸塩 アドレナリン ノルアドレナリン イソプレナリン塩酸塩	心室・心房収縮力増加，心拍数増加
β_2受容体	気管，動脈	サルブタモール硫酸塩 アドレナリン イソプレナリン塩酸塩	平滑筋弛緩
	膵臓（島）		血糖増加
β_3受容体	脂肪組織		脂肪分解促進

　　例）**アナフィラキシーショックによる低血圧**，呼吸困難やチアノーゼ，急性心不全，気管支喘息発作などに用いる．**歯科用局所麻酔薬**に添加して，局所血管収縮作用による麻酔作用延長と副作用防止をはかる．

● ノルアドレナリン

交感神経の神経伝達物質である．α_1作用とα_2作用が等しく強く，β_1作用はやや弱い．β_2作用は弱い．中枢へ移行しない．

血管のα_1作用と心臓のβ_1作用が顕著である．

収縮期血圧と拡張期血圧の上昇がみられる．それに伴って反射性徐脈が起こる．

　　例）ショックによる低血圧や急性心不全に用いる．

● イソプレナリン塩酸塩

β_1作用とβ_2作用が等しく強い．α_1作用とα_2作用はほとんどない．

β_1作用による心機能亢進と，β_2作用による血管弛緩，気管支拡張が顕著である．収縮期血圧の上昇ならびに拡張期血圧と平均血圧の低下がみられる．それに伴って反射性頻脈が強くなる．

　　例）急性心不全や気管支喘息発作に用いる．

● フェニレフリン塩酸塩

α_1作用とα_2作用が強く，β_1作用とβ_2作用はない．

α_1作用による血管収縮が顕著であり，血圧上昇がみられる．

　　例）急性低血圧に用いる．散瞳薬としても用いる．

● クロニジン塩酸塩

α_2作用が強い．中枢や交感神経終末のα_2受容体に働いて血圧低下作用を起こす．

● ドブタミン塩酸塩

β_1作用が強く，心収縮力や心拍数を高める．

　　例）急性循環不全に用いる．

● サルブタモール硫酸塩

β_2作用が強い．β_1作用が弱いので，心臓に対する影響は少ない．

　　例）気管支平滑筋を弛緩させるため，**気管支喘息**に用いる．

表1-2 アドレナリン受容体アンタゴニスト

受容体	効果器	アンタゴニスト	薬理作用
α_1受容体	動脈	プラゾシン塩酸塩 フェントラミンメシル酸塩	平滑筋弛緩
α_2受容体	交感神経	ヨヒンビン フェントラミンメシル酸塩	終末からのノルアドレナリン放出促進
β_1受容体	心臓	アテノロール プロプラノロール塩酸塩	心室・心房収縮能抑制，心拍数低下
β_2受容体	気管	ブトキサミン プロプラノロール塩酸塩	平滑筋収縮
β_3受容体	脂肪組織		脂肪分解抑制

(3) アドレナリン受容体アンタゴニスト（表1-2）

アドレナリン受容体で競合的に拮抗する薬物は，交感神経活動の結果として生じる，あらゆる生理機能を抑制する．

- フェントラミンメシル酸塩（α_1, α_2受容体非選択的アンタゴニスト）

褐色細胞腫による高血圧の治療に用いる．

- プラゾシン塩酸塩（α_1受容体選択的アンタゴニスト）

血圧を低下させる．高血圧治療薬や排尿障害の治療に用いられる．
副作用として起立性低血圧がある．

- ヨヒンビン（α_2受容体選択的アンタゴニスト）

臨床的には用いない．

- プロプラノロール塩酸塩（β_1, β_2受容体非選択的アンタゴニスト）

高血圧，不整脈，狭心症の治療に用いられる．**気管支喘息患者には禁忌**である．

- アテノロール（β_1受容体選択的アンタゴニスト）

高血圧，不整脈，狭心症の治療に用いられる．

- ラベタロール塩酸塩（α，β受容体非選択的アンタゴニスト）

高血圧の治療に用いられる．

(4) 交感神経終末に作用する薬物（図1-2）

- エフェドリン塩酸塩，メタンフェタミン塩酸塩，チラミン

交感神経終末からノルアドレナリンを放出させて，交感神経刺激作用を示す．
エフェドリン塩酸塩は受容体への直接作用もある．メタンフェタミン塩酸塩は中枢に入って薬物依存を起こすので，覚せい剤に指定されている．
チラミンはチーズに含まれる．

- コカイン塩酸塩，イミプラミン塩酸塩

交感神経終末へのノルアドレナリンの再取り込みを抑制し，交感神経刺激作用を示す．コカイン塩酸塩は局所麻酔薬の原型だが，薬物依存があり麻薬に指定されている．

- レセルピン

交感神経終末にあるノルアドレナリンの貯蔵部位であるシナプス小胞を枯渇させて，交感神経阻害作用を示す．

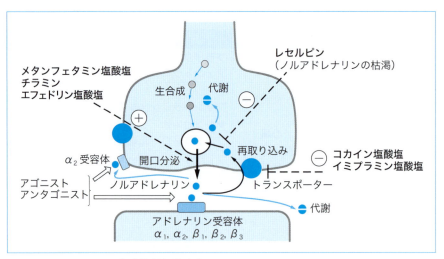

図 1-2　アドレナリン作動性神経終末部
モノアミン酸化酵素（MAO）やカテコール-O-メチル基転移酵素（COMT）で代謝される．

コリン作動性神経に作用する薬物

アセチルコリンを神経伝達物質とする神経（コリン作動性神経）の化学伝達に影響を与える薬物をいう．アセチルコリン受容体アゴニスト，アセチルコリン受容体アンタゴニスト，神経終末に作用する薬物がある（図 1-4 参照）．

(1) アセチルコリン受容体の分類

アセチルコリン受容体は，**ムスカリン受容体**（M 受容体）と**ニコチン受容体**（N 受容体）に大別される．ムスカリン受容体とニコチン受容体をアゴニストで刺激したときの薬理作用のことを，それぞれ**ムスカリン様作用，ニコチン様作用**と表す．

ムスカリン受容体は，副交感神経節後線維が投射する効果器細胞に存在する．ムスカリン受容体は，M_1 **受容体**，M_2 **受容体**，M_3 **受容体**などに細分類される．

ニコチン受容体は，自律神経節にある神経節型と，骨格筋にある筋肉型に細分類される（p.54, 図 1-1 参照）．

アセチルコリン受容体アゴニストは，その化学構造からコリンエステル類とよばれる．コリンエステル類のなかには，シナプス間隙にある**アセチルコリンエステラーゼ**や非選択的コリンエステラーゼによって分解されて作用が終結するものがある．**コリンエステラーゼ阻害薬**はコリンエステル類の分解を抑えて，ムスカリン様作用とニコチン様作用を増強させる．

(2) ムスカリン受容体アゴニスト（表 1-3）

植物アルカロイドとしてムスカリンがあるが，臨床的には使用されない．

● アセチルコリン塩化物

ムスカリン様作用とニコチン様作用をもつが，低濃度のアセチルコリンではムスカリン様作用を示す．コリンエステラーゼで分解される．中枢へは移行しない．

おもに，M_3 作用によって消化管や外分泌腺の機能を亢進させる（図 1-3）．

M_2 作用によって心機能低下を起こす．

表1-3 ムスカリン受容体アゴニスト

受容体	効果器	アゴニスト	薬理作用
M_1受容体	自律神経節 中枢神経	アセチルコリン塩化物	遅い興奮性伝達
M_2受容体	心臓	アセチルコリン塩化物 ピロカルピン塩酸塩 カルバコール	心拍数低下, 心房収縮能低下
M_3受容体 (一部M_2受容体を含む)	唾液腺,膵臓腺房	ピロカルピン塩酸塩 セビメリン塩酸塩水和物 アセチルコリン塩化物 カルバコール ベタネコール塩化物	分泌増加
	消化管,気管		平滑筋収縮
	動脈		平滑筋弛緩 (内皮細胞を介する作用)
	眼		瞳孔括約筋収縮(縮瞳) 毛様体筋収縮(眼圧低下)

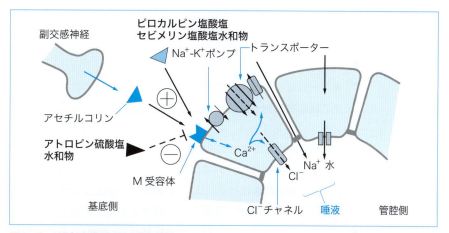

図1-3 唾液腺腺房での唾液分泌
上皮細胞のM受容体を刺激すると,Ca^{2+}の増加を介してCl^-が管腔内へ分泌され,それに応じてNa^+と水が移動する.能動輸送によって基底側から細胞内へCl^-が供給される.

内皮細胞のM_3受容体に働いて一酸化窒素(NO)を放出させる.それにより血管平滑筋が弛緩し,血圧が低下する.副交感神経からの直接的な支配によるものではない.

● ピロカルピン塩酸塩,セビメリン塩酸塩水和物

コリンエステラーゼで分解されない.ムスカリン様作用だけがある薬物としては,植物アルカロイドのピロカルピン塩酸塩,合成薬のセビメリン塩酸塩水和物があり,唾液腺腺房細胞の**M_3受容体**などに働いて**唾液分泌**を増加させる(図1-3).
頭頸部の放射線治療に伴う口腔乾燥と,シェーグレン症候群の口腔乾燥に適応がある.ピロカルピン塩酸塩は緑内障治療薬や縮瞳薬としても用いる.

● カルバコール,ベタネコール塩化物

コリンエステラーゼで分解されない.カルバコールはムスカリン様作用とニコチン様作用をもつ.ベタネコール塩化物にはニコチン様作用がなくムスカリン様作用が強いが,M_2作用は少ない.

(3) ムスカリン受容体アンタゴニスト（表1-4）

効果器のムスカリン受容体でアセチルコリンと競合的に拮抗する薬物は，副交感神経活動の結果として生じるあらゆる生理機能を抑制する．

表1-4　ムスカリン受容体アンタゴニスト

受容体	効果器	アンタゴニスト	薬理作用
M_1受容体	自律神経節 中枢神経	ピレンゼピン塩酸塩水和物 アトロピン硫酸塩水和物 スコポラミン臭化水素酸塩水和物	遅い興奮性伝達の抑制
M_2受容体	心臓	アトロピン硫酸塩水和物 スコポラミン臭化水素酸塩水和物	**心拍数増加，心房収縮能増加**
M_3受容体 （一部M_2受容体を含む）	唾液腺・膵臓腺房	アトロピン硫酸塩水和物 スコポラミン臭化水素酸塩水和物	分泌減少
	消化管・気管		平滑筋弛緩
	眼		瞳孔括約筋弛緩（散瞳） 毛様体筋弛緩（眼圧上昇）

- **アトロピン硫酸塩水和物，スコポラミン臭化水素酸塩水和物**

ナス科植物に含まれるベラドンナアルカロイドである．ムスカリン受容体非選択的アンタゴニストである．スコポラミン臭化水素酸塩水和物は中枢抑制作用を示す．

M_2受容体拮抗によって心拍数を増加させるので，**洞性徐脈**や血管迷走神経反射による徐脈の治療に使用される．

おもに，**M_3受容体**拮抗によって気管支・消化管平滑筋，瞳孔括約筋を弛緩させ，唾液分泌，消化液分泌，気管分泌を減少させる．鎮痙薬，散瞳薬，**気道分泌抑制薬**として用いる．副作用として**唾液分泌抑制（口腔乾燥）**がある．眼圧を増加させるので，**緑内障患者には禁忌**である．

- **ブチルスコポラミン臭化物**

4級アンモニウム塩のため中枢に入りにくい．鎮けい薬として用いる．

- **ピレンゼピン塩酸塩水和物**

M_1受容体拮抗作用をもつ．胃酸分泌を抑制して消化性潰瘍の治療に用いる．

(4) コリンエステラーゼ阻害薬（図1-4）

アセチルコリンエステラーゼや非選択的コリンエステラーゼを阻害して，シナプス間隙のアセチルコリン濃度を増加させるために，ムスカリン様作用とニコチン様作用の両方を現す．

a　可逆的コリンエステラーゼ阻害薬

- **ネオスチグミンメチル硫酸塩**

4級アンモニウム塩のため中枢に入りにくい．可逆的にコリンエステラーゼを阻害する．重症筋無力症，腸管麻痺の治療などに用いる．

- **フィゾスチグミン**

中枢に入りやすく，臨床には用いない．

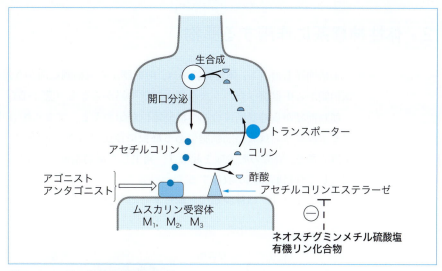

図 1-4　コリン作動性神経終末部

b　非可逆的コリンエステラーゼ阻害薬

神経毒ガスのサリンや殺虫剤のパラチオンなどの有機リン化合物は，非可逆的にコリンエステラーゼを阻害する．ムスカリン様作用とニコチン様作用のほかに中枢作用が強い．有機リン化合物の解毒には，コリンエステラーゼの再賦活薬としてプラリドキシムヨウ化物（PAM）を投与する．

自律神経節に作用する薬物

交感神経と副交感神経の両方ともに，節前線維から放出されたアセチルコリンは，節後線維細胞体の**神経節型ニコチン受容体**（N_N 受容体）に結合する（図1-1）．その結果，自律神経節における速い興奮性伝達が行われる．

高濃度のアセチルコリンは両方の神経の N_N 受容体を刺激するが，それぞれの効果器が交感神経と副交感神経による拮抗支配を受けるときは，優位支配である方の作用（ニコチン様作用）が顕著に現れる．

自律神経節の N_N 受容体選択的アゴニストは**節興奮薬**ともよばれる．タバコの成分であるニコチンがその代表例であるが，作用は一過性である．

N_N 受容体選択的アンタゴニストであるヘキサメトニウムは**節遮断薬**とよばれる．交感神経と副交感神経による拮抗支配のときは，優位である方の支配が遮断されて，優位支配でない方の作用が顕著に現れる（表1-5）．

表 1-5　自律神経節に作用する薬物

部　位	優位支配	ヘキサメトニウムの効果
動　脈	交感神経	平滑筋弛緩，血圧低下
心　臓	副交感神経	心拍数増加
消化管	副交感神経	平滑筋弛緩，分泌減少
唾液腺	副交感神経	口腔乾燥

2　体性神経系に作用する薬物

　末梢神経系のうち，**体性神経系**は，中枢側から末梢側に向かう遠心性の**運動神経**と，末梢側から中枢側へ向かう求心性の知覚神経からなる（**図1-5**）．

　運動神経から神経筋接合部へ活動電位が伝わると，アセチルコリンが放出される．アセチルコリンは骨格筋細胞にある終板に存在するN_M受容体に結合して，陽イオンを流入させ，終板の脱分極を起こす．発生した活動電位が筋小胞体からのCa^{2+}放出を起こして骨格筋細胞が収縮する．

　アセチルコリンは神経筋接合部にある**コリンエステラーゼ**で分解される．

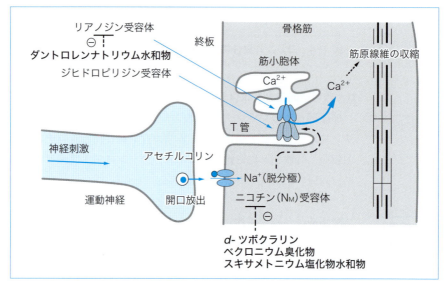

図1-5　神経筋接合部の構造とニコチン受容体

骨格筋を弛緩させる薬物

　筋肉型ニコチン受容体（N_M受容体）のアンタゴニストは**筋弛緩薬**ともよばれ，骨格筋を弛緩させる．**競合性筋弛緩薬（非脱分極性筋弛緩薬）**と**脱分極性筋弛緩薬**がある．

　肋間筋や横隔膜の弛緩によって呼吸を停止させる．人工呼吸下で全身麻酔時の筋弛緩や咽頭鏡挿入時のけいれん抑制に用いる．

(1) 競合性筋弛緩薬

- *d*-ツボクラリン（N_M受容体競合的アンタゴニスト）

現在，臨床では用いられないが，競合的筋弛緩薬の原型である．

- パンクロニウム臭化物，ベクロニウム臭化物

合成競合性筋弛緩薬であり，作用持続時間が長い．

- ロクロニウム臭化物

作用発現が速い．

(2) 脱分極性筋弛緩薬

- スキサメトニウム塩化物水和物（サクシニルコリン）

N_M 受容体に結合すると，終板を脱分極させて，一過性にはアゴニストの働きをするが，その後は神経刺激に対して反応しなくなり，静止電位に戻っても数分間は反応しない．コリンエステラーゼで分解されるので持続時間は短い．**悪性高熱症患者には禁忌**である．

骨格筋を直接弛緩させる薬物

- ダントロレンナトリウム水和物

筋小胞体からの Ca^{2+} 放出を抑制して，筋収縮を阻害する．**悪性高熱**や痙性麻痺の治療に用いる．

筋弛緩を解除する薬物

- ネオスチグミンメチル硫酸塩（可逆的コリンエステラーゼ阻害薬）

神経筋結合部のアセチルコリン量を増加させるため，競合的筋弛緩薬による筋弛緩からの回復に用いる．

復習 ○ ×

- [ ] 1. アセチルコリン塩化物とアトロピン硫酸塩水和物を併用すると，拮抗作用を示す．
- [ ] 2. ノルアドレナリンとイソプレナリン塩酸塩を併用すると，拮抗作用を示す．
- [ ] 3. アトロピン硫酸塩水和物は，自律神経節の神経伝達を遮断できる．
- [ ] 4. アドレナリンの作用には，気管支拡張がある．
- [ ] 5. アトロピン硫酸塩水和物の作用には，唾液分泌促進がある．
- [ ] 6. 口腔乾燥症の治療には，ムスカリン受容体アゴニストを用いる．
- [ ] 7. サルブタモール硫酸塩は，気管支を拡張させる．
- [ ] 8. ノルアドレナリンの α 作用は，β 作用より強い．
- [ ] 9. プロプラノロール塩酸塩は，気管支喘息の患者には使うことができない．
- [ ] 10. プラゾシン塩酸塩は，β_1 受容体選択的アンタゴニストである．
- [ ] 11. スキサメトニウム塩化物水和物は，脱分極性筋弛緩薬である．
- [ ] 12. d-ツボクラリンは，呼吸を停止させる．

Answer
1. ○   2. ×（ノルアドレナリンとフェントラミンメシル酸塩など，イソプレナリン塩酸塩とプロプラノロール塩酸塩など）   3. ×（ヘキサメトニウム）   4. ○   5. ×（唾液分泌抑制）   6. ○   7. ○   8. ○   9. ○   10. ×（α_1 受容体）   11. ○   12. ○

2 中枢神経系に作用する薬物

到達目標 ①おもな中枢神経作用薬の薬理作用，作用機序，副作用を説明できる

　神経系は，中枢神経系と末梢神経系から構成される．中枢神経系は，脳と脊髄からなり，運動，感覚，自律機能などの生体の機能を統括する．

　脳は，知的活動，情動，記憶，感覚，自律神経，運動，呼吸，循環などを司り，大脳，小脳，脳幹からなる．脊髄は，末梢神経系と脳をつなぐ伝導路で，脊髄反射中枢が存在する（図2-1）．

　中枢神経系を抑制する薬物には，歯科治療や口腔外科手術を円滑に行うための全身麻酔薬や鎮静薬などがある．

　てんかんやパーキンソン病，アルツハイマー病などの中枢神経疾患，統合失調症やうつ病などの精神疾患など，薬物治療を受けた患者が歯科外来を受診することがある．ここでは，中枢神経系に作用する薬物について理解する．

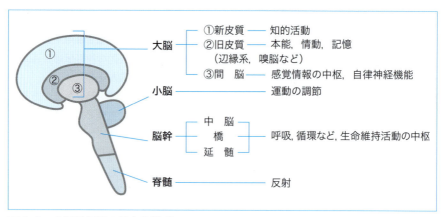

図2-1　中枢神経系の基本的構成

特徴

　薬物が中枢神経に作用するためには，**血液脳関門**を通過しなければならない（図2-2）．血液脳関門は，脳の毛細血管の内皮細胞，グリア細胞（アストロサイト）から構成されており，血液中から中枢神経組織への物質の移行を制限する機構である．

　水，酸素，二酸化炭素は血液脳関門を自由に通過できる．また，アミノ酸やグルコースなど，神経活動に必要な物質は，血管内皮細胞に存在するトランスポーターにより輸送される．一方，薬物については，脂溶性の薬物以外は血液脳関門を通過できないため，中枢神経系に作用することはできない．

興奮性と抑制性のシナプス伝達

　中枢神経細胞は，興奮性シグナル（グルタミン酸神経系）と抑制性シグナル（GABA神経系）によって制御されている（図2-3）．

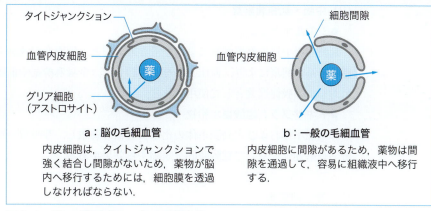

図 2-2　脳の毛細血管と一般の毛細血管

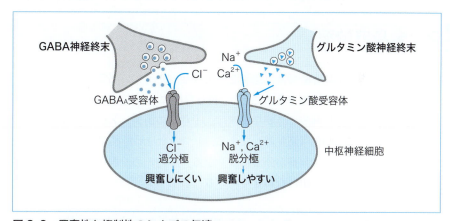

図 2-3　興奮性と抑制性のシナプス伝達

(1) 脱分極を起こすシナプス伝達（興奮性シナプス伝達）

興奮性の神経伝達物質には，グルタミン酸やアセチルコリンなどがある．

(2) 過分極を起こすシナプス伝達（抑制性シナプス伝達）

抑制性の神経伝達物質には，GABAやグリシンなどがある．

1　中枢神経興奮薬

中枢神経系に作用する薬物は，そのほとんどが中枢神経を抑制する薬物である．一方，中枢神経を興奮させ，その機能を高める薬物も存在する．

(1) 大脳皮質作用型興奮薬

カフェインは，コーヒー，茶，ココアなどに含まれるキサンチン誘導体である．大脳皮質に作用して，眠気，疲労感を消失させ，思考力を増進する．やや大量に摂取すると，延髄血管運動中枢が興奮し，血管が収縮する．さらに大量に摂取すると，脊髄反射が亢進し，けいれんを起こす．カフェインの感受性は個人差が大きい．

(2) 中脳・延髄興奮薬

- ジモルホラミン

延髄呼吸中枢の直接刺激による呼吸促進作用と，延髄血管運動中枢の興奮による交感神経系の興奮により，血圧上昇を引き起こす．全身麻酔薬や催眠薬による呼吸抑制に対して呼吸促進薬として使用される．

- ドキサプラム塩酸塩水和物

頸動脈小体および大動脈小体の化学受容器を刺激し，呼吸量を増加させる．全身麻酔の覚醒遅延に対して覚醒時間を短縮する効果がある．

(3) 脊髄興奮薬

- ストリキニーネ

脊髄に対して反射興奮性を高める作用をもつ．実験目的で使用される．

2　全身麻酔薬

全身麻酔薬は，意識を消失させ，すべての感覚をなくし，手術侵襲に対するストレスを軽減する薬物である．投与経路によって，吸入麻酔薬と静脈麻酔薬に分類される．

全身麻酔に必要な要素は，①意識の消失，②鎮痛，③自律神経反射の抑制，④身体の不動化（筋弛緩）である．1つの全身麻酔薬で，これらすべての要素をみたすためには，投与量が非常に多くなる．そのため，現代の麻酔では，それぞれの目的に応じた薬物を組み合わせて用いる（表2-1）．

表 2-1　全身麻酔下手術で使用される薬物

前投薬	鎮静，気道分泌・自律神経反射抑制
吸入麻酔薬	麻酔導入，麻酔維持
静脈麻酔薬	麻酔導入，麻酔維持
筋弛緩薬	気管挿管時，術中筋弛緩
麻薬性鎮痛薬	気管挿管時，術中・術後鎮痛
循環作動薬	血圧のコントロール
非ステロイド性抗炎症薬（NSAIDs）	術後鎮痛
輸液・輸血	循環血液量のコントロール
抗菌薬	術後感染予防

吸入麻酔薬

吸入麻酔薬は，気道から肺胞へ吸入させる全身麻酔薬である．

(1) 薬物動態

吸入麻酔薬による全身麻酔は，①肺胞内での麻酔薬濃度の上昇，②肺胞から血中への移行，③中枢神経を含む臓器・組織への移行，これら3つのステップを経て行われる．吸入気，肺胞気，血液，中枢神経組織，それぞれの麻酔薬濃度が平衡に達したと

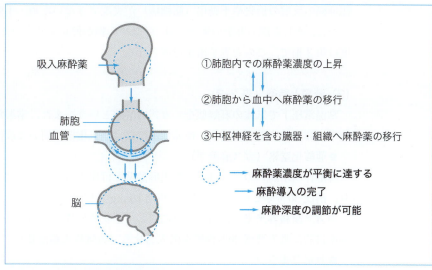

図 2-4　吸入麻酔薬の薬物動態

表 2-2　吸入麻酔薬の比較

吸入麻酔薬の種類	ガス麻酔薬	揮発性麻酔薬			
	亜酸化窒素	セボフルラン	イソフルラン	ハロタン	デスフルラン
血液/ガス分配係数	0.47	0.63	1.43	2.3	0.42
MAC（%）	105	1.71	1.15	0.75	6

きに麻酔導入が完了し，麻酔深度の調節が可能となる（図2-4）．

・肺胞気中の麻酔ガス濃度を1とした場合の血中濃度比を，**血液/ガス分配係数**といい，小さいほど導入・覚醒は速くなる（**表2-2**）．

・侵害刺激に対して，50％のヒトまたは動物個体が体動を示さない1気圧における麻酔薬の最小肺胞内濃度（％）を，1 MAC といい，値が小さいほど全身麻酔作用が強い（**表2-2**）．

MAC
minimum alveolar concentration

（2）麻酔深度（図2-5）

中枢神経組織における吸入麻酔薬の濃度により，全身麻酔の深度が決定される．第1相では，まだ意識が残り，第2相では，意識は消失するものの，興奮状態で自

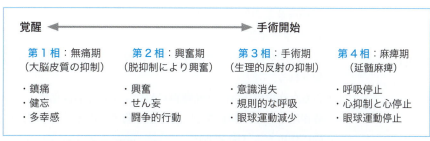

図 2-5　吸入麻酔薬の麻酔深度

律神経の反射の消失や不動化（筋弛緩）が実現できないため，手術には適さない．
　一方，著しく深い麻酔の場合には，呼吸や心臓が停止する（第4相）．適切な麻酔深度は第3相で，このとき手術が可能となる．

(3) 種類と特徴（表2-2）
　常温常圧下で気体の麻酔薬を，ガス麻酔薬という．また，常温常圧下で液体の麻酔薬を，揮発性麻酔薬という．揮発性麻酔薬は，気化器を用いて液体をガス化する．

- 亜酸化窒素（ガス麻酔薬）

麻酔作用が弱いので，ほかの吸入麻酔薬と併用する．亜酸化窒素には鎮痛作用があり，濃度50％でモルヒネ塩酸塩水和物10 mgと同等である．
　一方，歯科外来では，歯科治療に対して不安や恐怖心が強い患者に対して，精神鎮静を目的に吸入濃度30％程度を吸入させる（笑気吸入鎮静法）．

- セボフルラン

導入・覚醒がすみやかで，日本でよく使用されている揮発性麻酔薬である．

- イソフルラン

生体内代謝率が低い，頻脈を引き起こすなどの特徴がある．

- ハロタン

心筋のカテコラミンに対する感受性を増加させる，肝機能障害を引き起こすことがある，悪性高熱症を誘発することがある，などの特徴がある．

- デスフルラン

導入・覚醒は速いが，麻酔作用は弱い．

静脈麻酔薬

　静脈麻酔薬は，静脈内に投与する全身麻酔薬である．静脈麻酔薬は，吸入麻酔薬と異なり，興奮期が現れず，迅速に手術期に達することができる（図2-5）．

(1) 吸入麻酔薬と比べた静脈麻酔薬の利点・欠点
　利点：①麻酔の導入が円滑である．
　　　　②臭いなど，吸入による患者の苦痛がない．
　　　　③室内の環境汚染（空気汚染）がない．
　欠点：①呼吸・循環の変動が大きい．
　　　　②麻酔深度の調節性に乏しい．

(2) 静脈麻酔薬の種類と特徴
a　バルビツール酸誘導体
- 作用時間から，超短時間作用型，短時間作用型，中間作用型，長時間作用型に分類される．
- おもな作用機序は，神経細胞$GABA_A$受容体活性化による抗けいれん，鎮静，麻酔作用である．抑制性Cl^-流入を促進することによって，中枢神経に対して抑制的に作用する（図2-6）．
- 全身麻酔に用いるのは，超短時間作用型のチオペンタールナトリウムとチアミ

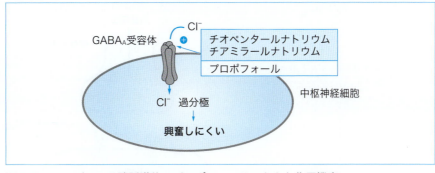

図2-6 バルビツール酸誘導体，プロポフォールのおもな作用機序

ラールナトリウムである．これらの薬物はヒスタミン遊離作用による気管支収縮作用があるため，**気管支喘息患者に対しては禁忌**である．鎮痛作用はない．

b　プロポフォール
- おもな作用機序は，$GABA_A$受容体活性化による鎮静，麻酔作用である（図2-6）．
- 作用発現が速く，持続時間が短く，代謝速度が速い．
- プロポフォール製剤は，大豆油，グリセロール，精製卵黄レシチンからなる脂肪乳剤に溶解した乳濁性注射液である．そのため，注入時，血管痛がある．
- 鎮痛作用はない．

c　ケタミン塩酸塩
- 視床新皮質系の抑制と，海馬など辺縁系の興奮作用をもつ解離性麻酔薬である．
- 鎮静・催眠状態になる一方，幻覚や悪夢を引き起こす．
- 体性痛に対し強い鎮痛作用をもつ．
- 術後の悪心・嘔吐の発生が多い．
- **2007年から麻薬に指定された**．

麻酔補助薬

麻酔補助薬とは，麻酔導入時や手術時の安定した状態を確保する薬物である．

（1）麻酔前投薬

麻酔前投薬の目的を次に示す．それぞれの目的に沿った薬物を使用する．

a　鎮　静
手術の不安を除去するために，ベンゾジアゼピン誘導体を使用する．

b　代謝の低下
興奮を鎮めるために，バルビツール酸誘導体などを使用する．

c　疼痛閾値の上昇
モルヒネ塩酸塩水和物などの麻薬性鎮痛薬を使用する．

d　気道分泌の抑制
副交感神経遮断薬であるアトロピン硫酸塩水和物を使用する．

e　有害反射の抑制
有害反射とは，過剰な副交感神経作動による徐脈，血圧低下を引き起こす反射である．副交感神経遮断薬であるアトロピン硫酸塩水和物を使用する．

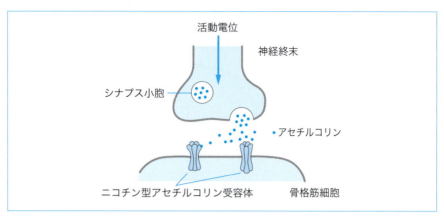

図 2-7　神経筋接合部

（2）筋弛緩薬

骨格筋は，運動神経の支配を受けている．活動電位が伝わると，運動神経終末からアセチルコリンが遊離し，骨格筋のニコチン型アセチルコリン受容体に結合することで筋収縮が起こる（図 2-7）．結合したアセチルコリンは，アセチルコリンエステラーゼにより加水分解され，骨格筋はもとに戻る．

全身麻酔に使われる筋弛緩薬には，脱分極性筋弛緩薬と非脱分極性筋弛緩薬がある．気管挿管時や術中筋弛緩に用いる．

a　脱分極性筋弛緩薬

● スキサメトニウム塩化物水和物（サクシニルコリン）
- 作用時間が短い（1 分以内に作用発現し，5 分以内に効果が消失する）．
- アセチルコリン同様，ニコチン型アセチルコリン受容体に結合し，筋細胞を脱分極させる．
- アセチルコリンエステラーゼによって分解されないため，筋細胞は脱分極状態を持続する．
- その後，肝臓や血漿中の非特異的コリンエステラーゼによって加水分解され，筋弛緩状態から回復する．
- 重大な副作用として，悪性高熱症がみられるため，最近はほとんど使われない．
- 拮抗薬はない．

b　非脱分極性筋弛緩薬（競合性筋弛緩薬）

● ベクロニウム臭化物，ロクロニウム臭化物
- ニコチン型アセチルコリン受容体において，アセチルコリンと競合的に拮抗し，神経筋接合部における神経伝達を遮断する（図 2-8）．
- 作用時間は 30 分以上で，脱分極性筋弛緩薬に比べて長い．
- 拮抗薬としては，アセチルコリンエステラーゼを阻害することにより，間接的にアセチルコリン濃度を増加させ，非脱分極性筋弛緩薬に拮抗する抗コリンエステラーゼ薬（ネオスチグミンメチル硫酸塩）がある．
- 最近では，ステロイド骨格をもつ筋弛緩薬（ベクロニウム臭化物やロクロニウム臭化物）に非常に高い親和性で結合して，筋弛緩薬の受容体への結合を阻害する

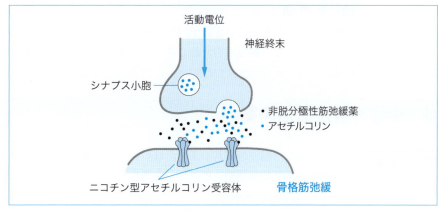

図 2-8　非脱分極性筋弛緩薬による競合的拮抗（受容体占有）

γ-シクロデキストリン誘導体（スガマデクスナトリウム）が開発された．

3　催眠鎮静薬（催眠薬）

催眠鎮静薬は，中枢神経系を抑制し，睡眠あるいは精神鎮静状態に導く薬物である．用量によって，鎮静作用，催眠作用，抗けいれん作用，全身麻酔作用を現す．

睡眠のパターンと不眠症

睡眠はレム睡眠とノンレム睡眠から構成されている．ヒトは睡眠中，レム睡眠とノンレム睡眠のパターンを，90〜120分周期で数回繰り返している．レム睡眠は眼球運動があり，浅い眠りである．一方，ノンレム睡眠は眼球運動がなく，深い眠りである．

不眠の原因としては，不安，興奮，ストレスなどの心理的要因や，疼痛，発熱，頻尿などを伴う身体的要因，カフェインなどの中枢神経興奮薬などによる薬物性の要因がある．

催眠鎮静薬の種類

(1) ベンゾジアゼピン誘導体

● ジアゼパム，ミダゾラム，フルニトラゼパム

ベンゾジアゼピン誘導体は，$GABA_A$受容体のベンゾジアゼピン結合部位に結合し，抑制性Cl^-流入を促進することによって，大脳辺縁系や視床下部に対して抑制的に作用する．

鎮静作用，抗不安作用，抗てんかん作用，筋弛緩作用などがある．歯科領域では，麻酔前投薬や静脈内鎮静法などに用いられる．

拮抗薬にフルマゼニルがある．

(2) バルビツール酸誘導体

ベンゾジアゼピン誘導体が登場するまで，長いあいだ，おもな催眠鎮静薬であった．しかし，依存性などが問題となり，現在はあまり使用されていない．一方，静脈麻酔薬，抗けいれん薬として使用されている．

(3) その他
- ジフェンヒドラミン塩酸塩（抗ヒスタミン薬）

副作用として，眠気を引き起こす．この作用を利用して，軽度の不眠に使用されている．

4　中枢神経疾患治療薬

抗てんかん薬

てんかんは，脳波の異常があり，けいれんや意識障害などが発作的に繰り返し起こる病態である．神経細胞の機能は，興奮性シグナル（グルタミン酸神経系）と抑制性シグナル（GABA神経系）によって制御されている（図2-9）．

てんかんでは，何らかの原因により，興奮性シグナルと抑制性シグナルのバランスが崩れることにより，神経細胞の過剰興奮が生じる．

抗てんかん薬の作用機序と種類を次に示す（図2-10）．

a　$GABA_A$受容体機能の強化
- ベンゾジアゼピン誘導体（クロナゼパム，ジアゼパムなど），バルビツール酸誘導体（フェノバルビタール）

b　GABA濃度の増加
- バルプロ酸ナトリウム

c　電位依存性Na^+チャネルの遮断
- フェニトイン，バルプロ酸ナトリウム，カルバマゼピン

カルバマゼピンは，三叉神経痛の治療薬でもある．

d　電位依存性T型Ca^{2+}チャネルの遮断
- エトスクシミド，バルプロ酸ナトリウム

e　興奮性神経伝達物質の放出抑制
- ガバペンチン

電位依存性T型Ca^{2+}チャネル
心臓の洞結節，房室結節，プルキンエ線維などにもあり，Ca^{2+}を，少しずつ細胞に入れる働きをする．T型チャネルがあることで心臓は自動的に動く．

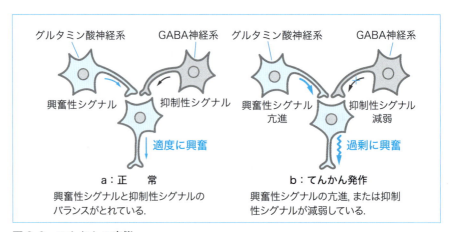

図2-9　てんかんの病態

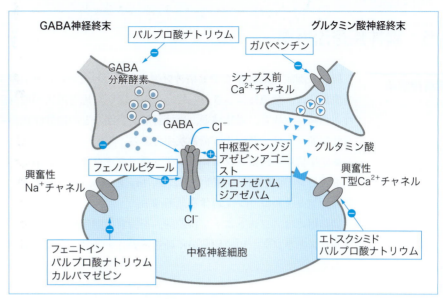

図 2-10　抗てんかん薬の作用機序

パーキンソン病治療薬

振戦麻痺を主症状とする錐体外路系疾患である．筋固縮，無動，振戦，姿勢保持困難がみられる．パーキンソン病のおもな原因は，黒質-線条体路変性によるメラニンの減少に伴うドパミンの著しい減少である．

ドパミンの補充が必要であるが，ドパミンは血液脳関門を通過しないため，その前駆体であるレボドパを投与する．レボドパは脳内でドパミンに変換される．

そのほか，ドパミン D_2 受容体作用薬，ドパミン分解酵素阻害薬，中枢性抗コリン薬などがある．

アルツハイマー病治療薬

アルツハイマー病は，脳組織の原発性変性による認知症である．神経細胞外のアミロイド β 沈着による老人斑と，神経細胞内の異常タウタンパク蓄積による神経原線維変化から，シナプスの機能不全，神経細胞死をきたし，認知機能の低下が起こる．

アルツハイマー病は，アセチルコリンの著明な減少がみられる．

- ドネペジル塩酸塩（アセチルコリン分解酵素阻害），ガランタミン臭化水素酸塩（アセチルコリン分解酵素阻害およびニコチン受容体増強作用），リバスチグミン（アセチルコリン分解酵素阻害）など

5　精神疾患治療薬

抗精神病薬

統合失調症（2002年までは精神分裂病とよばれていた）を治療する薬物である．統合失調症は，意識ははっきりしているが，著明な思考障害が現れ，妄想，幻覚，幻聴などの陽性症状と，意欲減退，感情鈍麻，自閉などの陰性症状がみられる．思春期から壮年期にかけて発症する精神疾患である．

- 定型抗精神病薬（フェノチアジン系，ブチロフェノン系），非定型抗精神病薬

ドパミン D_2 受容体を遮断するほか，$α_1$ 受容体，セロトニン受容体，ヒスタミン受容体，アセチルコリン受容体を遮断する．

副作用には，ジストニア（持続的，不随意の動作），アカシジア（静座不能），オーラルジスキネジア（口腔領域の不随意運動），パーキンソン様症状（無動，固縮）などがある．

抗うつ薬

うつ病は，セロトニンやノルアドレナリンなど脳内神経伝達機能の低下が推測されている精神疾患である．統合失調症と異なり思考障害はみられない．

- 三環系抗うつ薬，四環系抗うつ薬，選択的セロトニン再取り込み阻害薬（SSRI），セロトニン・ノルアドレナリン再取り込み阻害薬（SNRI），ノルアドレナリン作動性・特異的セロトニン作動性抗うつ薬（NaSSA）など

抗うつ薬の作用機序は，セロトニンやノルアドレナリンの再吸収取り込み阻害により，シナプス間隙で神経伝達物質の濃度を上昇させることである．

復習 ○✕

- [ ] 1. 水溶性の薬物は，血液脳関門を通過することができる．
- [ ] 2. 中枢神経細胞は，興奮性シグナルと抑制性シグナルによって制御されている．
- [ ] 3. グルタミン酸は，抑制性の神経伝達物質である．
- [ ] 4. カフェインは，大脳皮質に作用して，眠気，疲労感を消失させる．
- [ ] 5. 揮発性麻酔薬は，常温常圧で気体である．
- [ ] 6. 血液/ガス分配係数の大きな麻酔薬ほど麻酔導入時間が短い．
- [ ] 7. 亜酸化窒素は，笑気吸入鎮静法で用いられる．
- [ ] 8. プロポフォールのおもな作用機序は，$GABA_A$受容体を介した麻酔作用である．
- [ ] 9. ケタミン塩酸塩は，麻薬に指定されている静脈麻酔薬である．
- [ ] 10. アセチルコリンが神経筋接合部のニコチン型アセチルコリン受容体に結合することで，骨格筋が収縮する．
- [ ] 11. スキサメトニウム塩化物水和物（サクシニルコリン）は，非脱分極性筋弛緩薬である．
- [ ] 12. ネオスチグミンメチル硫酸塩は，アセチルコリンエステラーゼの作用を促進する．
- [ ] 13. ベンゾジアゼピン誘導体には，鎮静作用，抗不安作用，筋弛緩作用などがある．
- [ ] 14. ナロキソン塩酸塩は，ベンゾジアゼピン誘導体の拮抗薬である．
- [ ] 15. パーキンソン病の治療には，血液脳関門を通過できるドパミン塩酸塩を投与する．
- [ ] 16. 三環系抗うつ薬は，シナプス間隙でのノルアドレナリンとセロトニンの濃度を上昇させる．

Answer
1. ✕（できない） 2. ○ 3. ✕（興奮性） 4. ○ 5. ✕（液体） 6. ✕（小さい） 7. ○ 8. ○ 9. ○ 10. ○ 11. ✕（脱分極性） 12. ✕（阻害する） 13. ○ 14. ✕（フルマゼニル） 15. ✕（レボドパ） 16. ○

3 呼吸器系・循環器系に作用する薬物

> **到達目標**　①呼吸器系に作用するおもな薬物の薬理作用，作用機序，副作用を説明できる
> ②循環器系に作用するおもな薬物の薬理作用，作用機序，副作用を説明できる

　全身の細胞は，常に酸素を必要とし，二酸化炭素を排出している．すなわち，生命活動を維持するためには，空気中から酸素を取り込み，体内で生じた不要な二酸化炭素を排出する必要がある．これにかかわる器官が呼吸器系である．呼吸器系は，空気の通り道である気管・気管支と，酸素あるいは二酸化炭素を血液と空気の間で交換するガス交換の場である肺胞から構成されている．

　成人の血液量は，約5Lで，体重の約1/13を占めている．血液を運ぶ回路が循環器系である．この循環器系を構成するのが，血液を送るポンプの働きをする心臓と，血液を流すホースの役割をする血管である．

　呼吸器系・循環器系に作用する薬物には，次のようなものがある（図3-1）．

・気管支喘息治療薬
・高血圧治療薬
・心不全治療薬
・抗不整脈薬
・狭心症治療薬

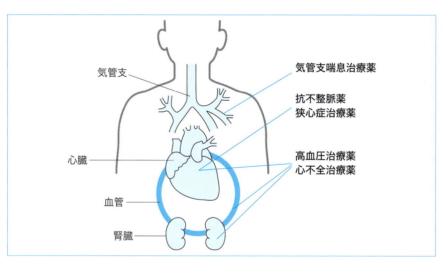

図3-1　呼吸器系・循環器系に作用する薬物

1　気管支喘息治療薬

疾患と薬物

　気管支の収縮，気道の浮腫，気道分泌の亢進により，空気の通りが悪くなり，呼吸困難，喘鳴（ゼーゼー，ヒューヒューという音）が起こる病気を，気管支喘息という．

　喘息発作は，**アレルギー反応**が引き金となって発症することが多い．花粉やダニなどのアレルゲンが肥満細胞上のIgE抗体に結合し，その結果，ヒスタミンやロイコトリエンなどの炎症性メディエーターが放出され，それらが気管支平滑筋の収縮や気道の浮腫を起こす（図3-2）．

　気管支喘息の治療には，抗炎症作用を発揮する薬物，気管支を拡張させる薬物，抗アレルギー作用をもつ薬物が用いられる．

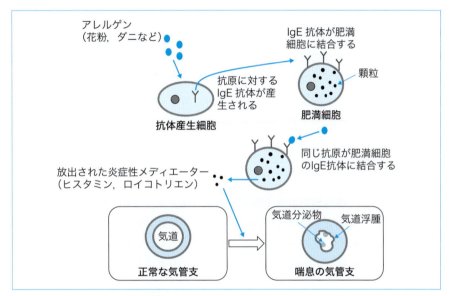

図3-2　気管支喘息の発症機構

用いる薬物

（1）副腎皮質ステロイド

　ステロイド薬は，抗炎症作用をもち，炎症によって生じた気道内の浮腫を抑制することで，気道内腔を拡げる．

- ベクロメタゾンプロピオン酸エステル，フルチカゾンプロピオン酸エステルなど

　長期にわたり全身投与すると，副作用が生じるおそれがあるため，使用が控えられてきたが，吸入剤の開発で，局所の作用にとどめることが可能になり，副作用を大幅に軽減することができるようになった．

- プレドニゾロン

　重症の喘息患者，あるいは急性の喘息発作時には，経口および静脈内注射による全身投与を行うことがある．

(2) 気管支拡張薬

a　β_2 受容体アゴニスト
- サルブタモール硫酸塩, テルブタリン硫酸塩, プロカテロール塩酸塩水和物など

気管支平滑筋のアドレナリン β_2 受容体に作用して，アデニル酸シクラーゼを活性化して，細胞内サイクリック AMP を増加させ，気管支平滑筋を弛緩させる．

b　キサンチン誘導体
- テオフィリン

サイクリック AMP を分解するホスホジエステラーゼを阻害し，その結果，気管支平滑筋細胞内サイクリック AMP が上昇し，気管支平滑筋を弛緩させる．

c　抗コリン薬
- イプラトロピウム臭化物水和物，チオトロピウム臭化物水和物など

副交感神経の興奮に伴う気管支平滑筋の収縮と，気道分泌の亢進を抑制する．

(3) 抗アレルギー薬
- クロモグリク酸ナトリウム（炎症性メディエーター遊離抑制薬）
- プランルカスト水和物（ロイコトリエン受容体アンタゴニスト）など

肥満細胞からのヒスタミン，ロイコトリエンなどの炎症性メディエーターの遊離を抑制，ロイコトリエン受容体を遮断する薬があり，喘息発作の予防に用いられる．

2　鎮咳薬

咳と薬　　咳は異物や分泌物を気道から除去する生体の防御反応である．咳による不眠や呼吸障害などを伴うときには，咳を鎮める鎮咳薬を用いる．咳には痰を伴う湿性の咳と痰のない乾性の咳がある．鎮咳薬はおもに乾性の咳に用いられ，湿性の咳には痰の排出を妨げて呼吸困難の原因になるのであまり用いられない．

用いる薬物　　鎮咳薬は延髄の咳中枢に直接作用するが，麻薬性のコデインリン酸水和物やジヒドロコデインリン酸塩，非麻薬性のデキストロメトルファン臭化水素酸塩水和物が用いられている．コデインリン酸水和物は麻薬であるため，一般的には 100 倍散（100 倍散は麻薬から除外）が用いられる．

3　去痰薬

痰と薬物　　痰は肺や気道から異物を排出するために分泌される粘液である．痰の分泌量が増加したり粘性が増すことにより体外への排出が困難になることがある．去痰薬は痰の排出を容易にさせる薬であり，湿性の咳に用いられる．

用いる薬物　　去痰薬には痰の粘性を下げる粘液潤滑薬としてアンブロキソール塩酸塩，痰を溶解する粘液溶解薬としてアセチルシステイン，さらに気道での分泌を高める気道分泌促進薬としてブロムヘキシン塩酸塩などが用いられている．

4　高血圧治療薬

高血圧

高血圧症には，原因が明らかでない本態性高血圧症と，もとになる疾患によって血圧が高くなる二次性高血圧症がある．高血圧症の患者の80〜90％は本態性高血圧症である．

血圧は，心運動に伴って変動し，心臓が収縮して血液を送り出すときに最大値（収縮期血圧）となり，心臓が拡張して血液を吸い込むときに最小値（拡張期血圧）となる．安静時，収縮期血圧が140 mmHg以上または拡張期血圧が90 mmHg以上を高血圧症という（**表3-1**）．

用いる薬物

高血圧の治療には，心収縮力を低下させる薬物，血管を拡張させる薬物，体液量（血液量）を減少させる薬物が用いられる（**図3-3**）．

（1）交感神経抑制薬

交感神経活動を抑制するアドレナリン受容体アンタゴニスト（α_1受容体アンタゴニスト，β受容体アンタゴニスト，$\alpha\beta$受容体アンタゴニスト），中枢性交感神経抑制薬などがある．

プロプラノロール塩酸塩などのβ受容体アンタゴニストは，β_2受容体に拮抗するこ

表3-1　成人における血圧値（診療室血圧）の分類（mmHg）

分類		収縮期血圧		拡張期血圧
正常域血圧	正常血圧	<120	かつ	<80
	正常高値血圧	120〜129	かつ	<80
	高値血圧	130〜139	かつ/または	80〜89
高血圧	Ⅰ度高血圧	140〜159	かつ/または	90〜99
	Ⅱ度高血圧	160〜179	かつ/または	100〜109
	Ⅲ度高血圧	≧180	かつ/または	≧110
	収縮期高血圧	≧140	かつ	<90

（日本高血圧学会：高血圧治療ガイドライン2019）

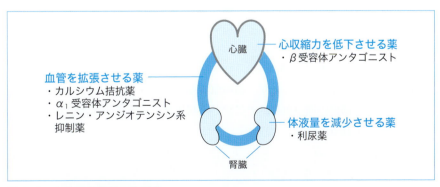

図3-3　高血圧治療薬の作用点

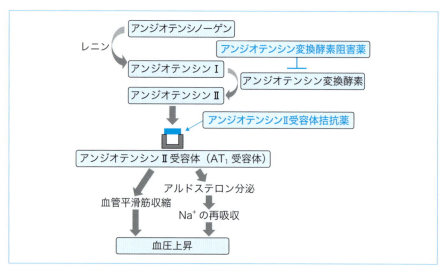

図3-4　レニン-アンジオテンシン系抑制薬の作用点

とで**喘息の悪化**が起こりやすいため，気管支喘息の患者には用いない．

(2) カルシウム拮抗薬
● ニフェジピン，ニカルジピン塩酸塩など

カルシウム拮抗薬は，最もよく用いられている高血圧治療薬の1つで，筋収縮を起こすCa^{2+}の，血管平滑筋や心筋細胞への流入を阻害し，血管収縮や心拍出量を抑制することで降圧作用を示す．副作用は比較的少ないが，口腔内の副作用として，**歯肉肥大（増殖）**が知られている．

(3) レニン-アンジオテンシン系抑制薬（図3-4）
a　アンジオテンシン変換酵素阻害薬
● カプトプリル

血管を収縮して血圧を上昇させるアンジオテンシンⅡの生成を阻害し，降圧作用を示す．

b　アンジオテンシンⅡ受容体拮抗薬
● ロサルタンカリウム

アンジオテンシンⅡが結合する受容体を遮断して，血圧の上昇を抑制する．

(4) 利尿薬

尿量増加により，循環血液量を減少させ，降圧効果を示す．薬物の尿細管への作用部位の違いから，チアジド系利尿薬，ループ利尿薬，カリウム保持性利尿薬に分類される．

5　心不全治療薬

心不全
　　血液循環のためのポンプのような働きをしている心臓の機能が低下し，十分に血液を送り出せなくなった状況を，心不全という．原因としては，心臓に負担をかけつづけた結果，心臓が疲弊した場合と，心筋梗塞や不整脈などが原因で心臓の機能が低下した場合がある．
　　心不全の治療には，心臓の負担を軽減する薬物と，心臓のポンプとしての機能を増強させる薬物が用いられる．

用いる薬物
（1）心臓の負担を軽減する薬物
- アンジオテンシン変換酵素阻害薬，アンジオテンシンⅡ受容体拮抗薬

血管を拡張させる．
- 利尿薬

循環血液量を減少させる．

（2）心臓のポンプとしての機能を増強させる薬物
- 強心配糖体（ジギタリス製剤），カテコールアミン（ドパミン塩酸塩），ホスホジエステラーゼ阻害薬（ミルリノン）

心臓の収縮力を高める．

6　抗不整脈薬

不整脈
　　心臓で発生した電気的興奮により，心臓の拍動のリズムが規則正しく行われる．この規則正しい拍動のためのペースメーカーとして働いているのが**洞房結節**である．この洞房結節から発生した電気的刺激が，心筋の中にある電線のようなものを通って，心房や心室の筋肉に伝えられる．
　　しかし，この一連の電気の伝導がうまく伝わらなかったり，洞房結節以外から電気的刺激が発生したりすると，脈が速くなったり，遅くなったり，乱れたりすることがある．これを不整脈という．
　　不整脈の治療には，心臓の拍動のリズムの乱れを改善する薬物と，速くなった脈拍を遅くする薬物が用いられる．

用いる薬物
（1）心臓の拍動のリズムの乱れを改善する薬物
a　Na^+チャネル抑制薬
- リドカイン塩酸塩

Na^+チャネルを抑制することで，心筋細胞内へのNa^+の流入を抑制し，興奮の伝導を遅らせる．

b K$^+$チャネル抑制薬
- アミオダロン塩酸塩

K$^+$チャネルを抑制することで，細胞外へのK$^+$の流出を抑制し，活動電位の持続時間を延長させる．

肺線維症，不整脈誘発などの重篤な副作用があるため，ほかの抗不整脈薬が無効な致死的不整脈にのみ使用される．

(2) 速くなった脈拍を遅くする薬物

a β受容体アンタゴニスト
- プロプラノロール塩酸塩

心臓の交感神経β$_1$受容体に拮抗して，交感神経による過剰な興奮を抑制し，脈拍数を減らす．

b カルシウム拮抗薬
- ベラパミル塩酸塩，ジルチアゼム塩酸塩など

Ca^{2+}チャネルを抑制することで，電気の流れの中継点である心房と心室の間にある房室結節で電気の伝導が抑制され，脈拍数が減少する．

7 狭心症治療薬

狭心症

心筋は，収縮や弛緩を繰り返しながら，血液を全身へ送り出しているが，そのためには，心筋への酸素や栄養の供給が必要である．酸素や栄養を運ぶ血管が**冠動脈**である．

しかし，冠動脈が何らかの理由で狭くなった結果，血液の流れが悪くなり，心筋へ十分な血液が供給されなくなり，胸痛などの発作として現れる状態を，狭心症という（図3-5）．

狭心症の治療には，発作時に有効な薬物と，発作の予防に有効な薬物が用いられる．

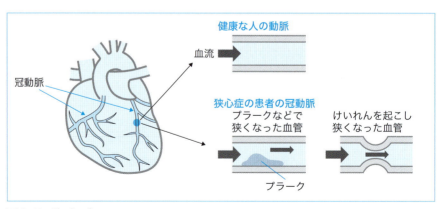

図3-5 狭 心 症

用いる薬物

（1）発作時に有効な薬物

a　硝酸薬
- ニトログリセリン，硝酸イソソルビドなど

狭くなった冠動脈を拡張することで治療効果をもたらす．また，発作の予防にも有効である．発作時には，すみやかに吸収される舌下錠，発作の予防には常時放出するテープが用いられる．

（2）発作の予防に有効な薬物

a　カルシウム拮抗薬
- ニフェジピン

冠動脈を拡張する作用や，血液の流れが少なくなる冠動脈のけいれんを防ぐ作用があるため，安静時狭心症（運動負荷がかかっていない安静時に発作が起こるタイプで，冠動脈れん縮によるものが代表的）に有効である．

b　β受容体アンタゴニスト
- プロプラノロール塩酸塩

心臓の動きを抑えることで酸素の消費量を抑える．労作性狭心症（運動などの負荷をかけたときに発作が起こるタイプ）の発作予防に有効である．

復習 ○×

☐ 1. 気管支喘息の治療には，抗炎症作用を発揮する薬物，気管支を拡張させる薬物，抗アレルギー作用をもつ薬物が用いられる．
☐ 2. ステロイド薬は，気管支喘息の治療に用いられる．
☐ 3. コデインリン酸水和物は延髄の咳中枢を抑制して，鎮咳作用を示す．
☐ 4. ブロムヘキシン塩酸塩は去痰作用を示し，湿性咳に用いられる．
☐ 5. 高血圧の治療には，心収縮力を低下させる薬物，血管を拡張させる薬物，体液量を増加させる薬物が用いられる．
☐ 6. プロプラノロール塩酸塩は，気管支喘息の患者にも用いることができる．
☐ 7. 高血圧治療薬には，カルシウム拮抗薬がある．
☐ 8. 利尿薬には，チアジト系利尿薬，ループ利尿薬，カリウム保持性利尿薬がある．
☐ 9. 心不全の治療には，心臓の負担を軽減する薬物と，心臓のポンプ機能を増強させる薬物が用いられる．
☐ 10. 心臓のポンプ機能を増強させる薬物には，アンジオテンシンⅡ受容体拮抗薬や利尿薬がある．
☐ 11. 抗不整脈薬には，リドカイン塩酸塩がある．
☐ 12. ニトログリセリンは，狭心症の治療に用いられる．

Answer
1. ○　2. ○　3. ○　4. ○　5. ×（体液量を減少させる）　6. ×（できない）　7. ○　8. ○
9. ○　10. ×（心臓の負担を軽減する）　11. ○　12. ○

4 緊急対応時に用いる薬物

到達目標 ①歯科治療の際に使用するおもな緊急対応薬を説明できる

それほど危険なイメージのない歯科治療であるが，治療中に意図しない異常が生じることがある．これを，歯科臨床における全身的偶発症とよぶ．ときに，それは生命を脅かすほどの重篤な状態にまで発展し，死に至ることもある．

歯科治療における全身的偶発症

（1）迷走神経反射，過換気発作

患者がもつ歯の治療のイメージは，「怖い」，「痛い」などであり，このことが不安や緊張を増幅させ，自律神経の変動を大きくさせる．口腔内の刺激をきっかけに，迷走神経反射や過換気発作が起こることが多い．

（2）副作用，アレルギー

歯科治療の際に，局所麻酔薬や鎮痛薬，抗菌薬，根管治療薬，歯周病治療薬などの薬物を使用することが多い．これらの薬物による副作用，ゴム手袋に使用されているラテックスによるアレルギー反応などが生じることがある．

（3）薬物や器具の肺内吸引，誤飲

術野である口腔は，生命維持にとって重要な気道と一致している．このことは，薬物や器具の肺内吸引，誤飲を引き起こしやすく，危険な環境であることを示している．

発生率

日本歯科麻酔学会が行った調査（郡市区歯科医師会を対象とした平成17年〜20年の4年間における偶発症アンケート）では，**血管迷走神経反射**（徐脈，血圧低下）が約34％と最も多く，歯科治療に伴う痛みや不安，歯科用局所麻酔薬製剤に含有されているアドレナリンが原因と考えられる**異常血圧上昇**が約11％，次いで，**過換気発作**が約10％であった（図4-1）．

一方，高齢社会を迎え，全身疾患をもつ患者が多くなっている．歯科治療によってそれらを増悪させないためには，術前に患者の既往歴や内服薬，当日の全身状態などを把握して，できるだけストレスを与えない対応を心がけることが大切である．

緊急対応のための準備

歯科治療中の全身的偶発症の発生を未然に防ぐために，日ごろから患者の全身疾患やその状態を把握するとともに，治療中も**バイタルサイン**（血圧，経皮的動脈血酸素飽和度，脈拍数，心電図）を観察して，全身状態を正しく評価することが大切である．また，緊急時に対応できるように，緊急通報，救急車の到着までのあいだの**一次救命処置**（BLS）などが円滑に行えるよう，日ごろからトレーニングをしておくことが，医療安全上，大変重要である．

BLS
basic life support

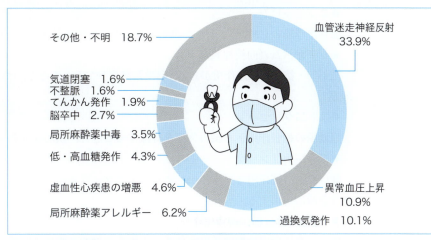

図 4-1　歯科治療中に発生した全身的偶発症と発生率
(一戸達也 編：医療安全ワンポイント 31, p.113, ヒョーロン・パブリッシャーズ, 2015)

1　緊急薬品

歯科臨床における緊急薬品の種類を**表 4-1** に，特徴的な全身的偶発症に対する治療薬を次に概説する．

- アトロピン硫酸塩水和物（副交感神経遮断薬）

心拍数増加作用があり，著しい徐脈，血圧低下を示す血管迷走神経反射に使用する．

- エチレフリン塩酸塩

心拍出量を増やし，血圧を上昇させる．

表 4-1　歯科治療における全身的偶発症と治療薬の例（成人の場合）

偶 発 症	治療薬物	投与量・投与方法
徐脈・血管迷走神経反射	アトロピン硫酸塩水和物　0.5 mg	0.5 mg を筋注または静注
血圧低下	エチレフリン塩酸塩　10 mg	1/2〜1 アンプルを筋注または静注
血圧上昇	ニフェジピン（カプセル　5 mg）	1 カプセルを内服
過換気発作・全身けいれん	ジアゼパム　10 mg	1/2〜1 アンプルを筋注または緩徐に静注
狭心症発作	ニトログリセリン（スプレー剤）	舌下に 1〜2 回噴霧
アナフィラキシーショック	アドレナリン　1 mg	1/3〜1/2 アンプルを筋注 または 10 倍に希釈して少量静注
脳梗塞・心筋梗塞	アスピリン　100 mg	口腔内で噛み砕いて内服
気管支喘息	サルブタモール硫酸塩（吸入エアゾール剤）	2 回吸入
低血糖発作	20% ブドウ糖液	20 mL を静注または経口投与
ショック・抗アレルギー	デキサメタゾンリン酸エステルナトリウム	1 アンプルを筋注または静注
	ヒドロコルチゾンコハク酸エステルナトリウム	1 アンプルを静注

(一戸達也 編：医療安全ワンポイント 31, p.114, ヒョーロン・パブリッシャーズ, 2015)

- ●ニフェジピン

血管平滑筋のCa^{2+}チャネルを遮断することで血管を拡張させ，血圧を低下させる．

- ●ジアゼパム（向精神薬）

抗不安・抗けいれん作用がある．過換気発作やてんかんなど，けいれん発作に有効である．

- ●ニトログリセリン

冠動脈の拡張作用と心臓の負担を軽減することで，狭心症発作を緩和する．

- ●アドレナリン

強い血管収縮作用と昇圧作用がある．アナフィラキシーショックや心停止など，救命救急時に使用する．

- ●アスピリン（抗血小板薬）

血栓・塞栓形成の抑制作用がある．急性心筋梗塞や脳梗塞急性期の初期治療または再梗塞抑制に使用する．

- ●サルブタモール硫酸塩

$β_2$受容体に作用して気管支を拡張させる．

- ●20％ブドウ糖液

糖尿病の低血糖発作時に，血糖を上昇させる目的で使用する．

- ●副腎皮質ステロイド

抗ショック・抗アレルギー作用をもつ．アナフィラキシーショック，薬物誘発アレルギー，気管支喘息などに使用する．

復習 ○ ×

☐ 1. アトロピン硫酸塩水和物は，副交感神経拮抗薬である．
☐ 2. エチレフリン塩酸塩は，異常な血圧上昇時に使用する．
☐ 3. ニフェジピンは，Na^+チャネルを遮断して血圧を下げる．
☐ 4. ジアゼパムには，抗不安作用のほか，抗けいれん作用がある．
☐ 5. ニトログリセリンは，狭心症発作に使用する．
☐ 6. アドレナリンは，アナフィラキシーショックや心停止などに使用する．
☐ 7. アスピリンには，抗血小板作用がある．
☐ 8. サルブタモール硫酸塩は，$β_1$受容体に作用して気管支を拡張させる．
☐ 9. 糖尿病患者は，低血糖発作を起こすことがある．
☐ 10. デキサメタゾンリン酸エステルナトリウムは，副腎皮質ステロイドである．

Answer
1. ○ 2. ×（血圧を上昇させる） 3. ×（Ca^{2+}チャネル） 4. ○ 5. ○ 6. ○ 7. ○ 8. ×（$β_2$受容体） 9. ○ 10. ○

5 消化器系に作用する薬物

到達目標
①消化器系に作用する薬物について説明できる
②消化性潰瘍の治療に用いる薬物の薬理作用，作用機序を説明できる

　消化器系は，口腔 → 食道 → 胃 → 小腸 → 大腸 → 肛門に至る消化管と，消化液を分泌する唾液腺，肝臓，胆のう，膵臓から成り立っている．消化器系の生理機能は，消化器の運動，消化液の分泌，消化，吸収の4つからなる．

　消化器系に作用する薬物は，消化器系の生理機能を高める薬物（催吐薬，健胃薬，消化薬，胃粘膜保護薬，利胆薬，瀉下薬）と，消化器系の生理機能を弱める薬物（制吐薬，制酸薬，胃酸分泌抑制薬，止瀉薬）に分類される（**図5-1**）．

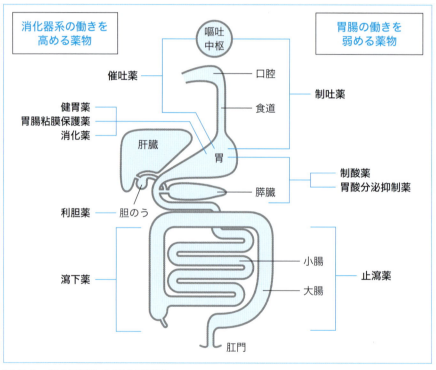

図5-1　消化器系に作用する薬物
催吐薬：胃粘膜や嘔吐中枢を刺激することにより吐気を促す
　　　　（異物や毒物を誤飲した場合に用いる）．
制吐薬：胃粘膜や嘔吐中枢への刺激を抑制することにより吐気を抑える．
　　　　（抗がん薬などの副作用による吐気が続き，栄養失調に陥るような場合に用いる）
健胃薬：味覚や臭覚を刺激し，反射的な唾液や胃液の
　　　　分泌を促す．　　　　　　　　　　　　　　（消化不良，食欲不振の際に，弱った胃
消化薬：ペプシンなどの消化酵素を補う．　　　　　　の働きを高めるために用いられる）
制酸薬・胃酸分泌抑制薬（胃酸を中和）：消化性潰瘍の治療に用いる．
利胆薬：胆汁の分泌や排出を促す（胆石症，肝炎，消化不良の際に用いる）．
瀉下薬：便秘薬として用いる．
止瀉薬：下痢止めとして用いる．

1　消化性潰瘍治療薬

疾患と薬物

消化性潰瘍（胃・十二指腸潰瘍）は，食物を消化する**胃液**が，自らの胃や十二指腸の粘膜を消化することにより生じる．

胃は，**胃酸**と**消化酵素**（ペプシノーゲン：胃液中でペプシンに変わる）を分泌している．1回の食事で約500 mL分泌するが，この胃液をビーカーに取り，その中に肉を浸しておくと，自然に溶けてしまう．そのため，通常，細菌は胃酸の中では生きることができない．胃液は強い消化力と殺菌力を併せもっている．この胃液が自らの胃壁を消化しないのは，胃壁を覆っている粘液の膜が胃壁を保護しているからである．

ピロリ菌と胃酸
胃の中に入ってきた細菌は，通常，胃酸によって殺菌されるが，ピロリ菌は，もっている酵素によって胃の中にある尿素をアンモニア（アルカリ性）に変え，胃酸を中和して，胃酸による殺菌作用を逃れている．

通常，胃酸やペプシンなどの**攻撃因子**と，それらから胃壁を保護する防御因子のバランスがとれているが，不規則な生活習慣，ストレス，**ピロリ菌**（ヘリコバクター・ピロリ）の感染，非ステロイド性抗炎症薬（NSAIDs）の使用などによりバランスが崩れると潰瘍が生じる（図5-2，p.118参照）．

治療には，攻撃因子を抑える薬物や防御因子を強める薬物が用いられる．

また最近，胃液中でも存在できるピロリ菌の感染により潰瘍が起こりやすいことが知られている．治療には，胃粘膜に寄生するピロリ菌の除菌が有効である．

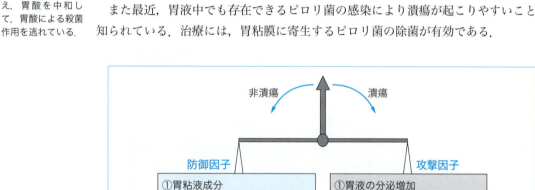

図5-2　消化性潰瘍にかかわる防御因子と攻撃因子
攻撃因子の作用が防御因子の作用を上回ると，潰瘍が生じる．

攻撃因子を抑える薬物

（1）胃酸を減らす薬物

a　ヒスタミン H_2 受容体拮抗薬
- シメチジン

ヒスタミンが胃の壁細胞の H_2 受容体に結合すると，胃酸が分泌される．この H_2 受容体にヒスタミンが結合するのを防ぐことによって，胃酸の分泌を抑える．

b　抗コリン薬
- ピレンゼピン塩酸塩水和物

胃酸を分泌させる神経の働きを抑える．

c 抗ガストリン薬
- プログルミド

胃酸を分泌させるホルモンであるガストリンの働きを抑える．

d プロトンポンプ阻害薬
- オメプラゾール

胃酸を分泌するプロトンポンプの働きを妨げ，強力に胃酸の分泌を抑える．

(2) 胃酸を中和する薬物
- 制酸薬

炭酸水素ナトリウムや酸化マグネシウムなどのアルカリ性の薬物である．

防御因子を強める薬物

- プロスタグランジン製剤

胃粘膜を保護し，粘液の分泌を増加させるプロスタグランジン（PG）を増やす．しかし，その効力は弱いので，ヒスタミン H_2 受容体拮抗薬やプロトンポンプ阻害薬と一緒に用いられることが一般的である（**図 5-3**）．

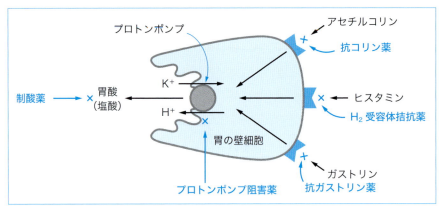

図 5-3 胃酸を分泌する壁細胞に作用する薬物

ピロリ菌の除菌に用いる薬物

2種類の抗菌薬（アモキシシリン水和物とクラリスロマイシン）と，プロトンポンプ阻害薬の併用による除菌が行われる．

復習 ○×

- [ ] 1. 異物や毒物を誤飲した場合の対処として，催吐薬が用いられる．
- [ ] 2. 抗がん薬の副作用による吐き気を抑えるために，制吐薬が用いられる．
- [ ] 3. 健胃薬は，胃酸分泌を抑制する．
- [ ] 4. 健胃薬は，弱った胃の働きを高めるために用いられる．
- [ ] 5. 健胃薬は，味覚や嗅覚を刺激して，反射的な唾液や胃液の分泌を促す．
- [ ] 6. ピロリ菌は，胃酸の中では生きることができない．
- [ ] 7. 制酸薬は，過剰な胃酸を中和することで，胸やけなどの不快な症状を改善する．
- [ ] 8. ペプシノーゲンは，胃粘膜の主細胞から胃液中に分泌される消化酵素である．
- [ ] 9. プロトンポンプ阻害薬は，胃酸の分泌を抑える．
- [ ] 10. ヒスタミンH_2受容体拮抗薬は，消化活動を高める．
- [ ] 11. プロスタグランジン製剤は，胃粘膜を保護する．
- [ ] 12. 抗コリン薬は，アドレナリン受容体に拮抗する．
- [ ] 13. 抗ガストリン薬は，胃酸の分泌を抑制する．
- [ ] 14. 利胆薬は，胆汁の分泌や排出を促進させる．
- [ ] 15. 瀉下薬は，下痢止めとして用いられる．
- [ ] 16. 止瀉薬は，下剤，便秘薬として用いられる．
- [ ] 17. ピロリ菌の除菌には，アモキシシリン水和物とクラリスロマイシンが用いられる．

Answer
1. ○ 2. ○ 3. ×（促す） 4. ○ 5. ○ 6. ×（生きることができる） 7. ○ 8. ○ 9. ○
10. ×（抑える） 11. ○ 12. ×（胃酸を分泌させる神経の働きを抑える） 13. ○ 14. ○ 15. ×（下剤，便秘薬） 16. ×（下痢止め） 17. ○

6 代謝系に作用する薬物

到達目標
①糖尿病に用いる薬物の作用機序，適応症，副作用を説明できる
②脂質異常症に用いる薬物の作用機序，適応症，副作用を説明できる
③痛風・高尿酸血症に用いる薬物の作用機序，適応症，副作用を説明できる
④骨粗しょう症に用いる薬物の作用機序，適応症，副作用を説明できる

　代謝とは，健康を維持し生命活動を行うために，体内で起こっているさまざまな生化学的反応の総称である．代謝の異常の原因として，酵素や生理活性物質の機能異常，また，生活習慣などが考えられる．
　本章では，代表的な代謝系疾患である糖尿病，脂質異常症，痛風・高尿酸血症，および骨粗しょう症に使用する薬物について解説する．

1 糖尿病治療薬

糖尿病

インスリンの作用が十分ではないため，ブドウ糖が有効に使われず，慢性的に血糖値が高くなった状態をおもな特徴とする代謝疾患群である．

(1) 種　類

a　1型
膵β細胞が何らかの原因で破壊され，インスリンがつくられなくなることで起こる．子どもや若年者に多い．

b　2型
インスリンの分泌が少なくなったり，インスリンの働きが悪くなったりする（インスリン抵抗性）ことで起こる．

c　そのほかの特定の機序，疾患によるもの
　遺伝因子として遺伝子異常が同定されたもの
　そのほかの疾患や病態に伴うもの

d　妊娠糖尿病

(2) 症　状

OGTT
経口ブドウ糖負荷試験

〈典型的な症状〉口渇，多飲，多尿，体重減少
〈糖尿病の三大合併症〉糖尿病性神経障害，糖尿病性網膜症，糖尿病性腎症

NGSP
national glycohemoglobin standardization program

(3) 診断基準

〈空腹時血糖値〉　　基準値（食前）　70〜100 mg/dL
〈糖尿病型血糖値〉　早朝空腹時　126 mg/dL 以上
　　　　　　　　　または　75 g OGTT 2 時間値　200 mg/dL 以上
　　　　　　　　　または　随時血糖値　200 mg/dL 以上
　　　　　　　　　＋　HbA1c（NGSP）　6.5％以上

用いる薬物

(1) 注射薬

a　インスリン製剤

　１型糖尿病には必須である．

(2) 経口血糖降下薬

a　スルホニル尿素薬
- グリベンクラミド，グリメピリド

膵β細胞に作用して，内因性インスリン分泌を促進する．

b　速効型食後血糖降下剤
- ナテグリニド

膵β細胞に作用して，インスリン分泌を促進する．

c　ビグアナイド系薬物
- メトホルミン塩酸塩

末梢での糖利用促進，肝臓での糖新生抑制，腸管からの吸収抑制による血糖降下作用がある．

d　チアゾリジン薬
- ピオグリタゾン塩酸塩

肝臓における糖新生抑制，および末梢における糖利用を高めて血糖を低下させる．

e　α-グルコシダーゼ阻害薬
- アカルボース

グルコアミラーゼを阻害し，食後の血糖上昇を抑制する．

- ボグリボース

α-グルコシダーゼを阻害し，糖の消化・吸収を遅延させ，食後の急激な血糖上昇を抑える．

糖尿病と歯周病

歯周病関連細菌が内毒素を放出すると，マクロファージが腫瘍壊死因子α（TNF-α）の産生を促進する．TNF-αの産生亢進はインスリンをつくりにくくする．そのため，歯周炎の慢性炎症により血糖が上昇する．歯周病の慢性炎症をコントロールすることで，糖尿病が改善される可能性が見いだされている．

2　脂質異常症治療薬

脂質異常症

血液中の低比重リポタンパク（LDL）コレステロールやトリグリセリド（TG）などの脂質が上昇し，高リポタンパク（HDL）コレステロールが低下する病態をいう．

動脈硬化を起こしやすくなり，心筋梗塞や脳卒中などのリスクが高くなる．

(1) 診断基準

・LDL コレステロール 140 mg/dL 以上：高 LDL コレステロール血症
　　　　　　　　　　120〜139 mg/dL：境界型高 LDL コレステロール血症
・HDL コレステロール 40 mg/dL 未満　：低 HDL コレステロール血症

・トリグリセリド 150 mg/dL 以上 ：高トリグリセリド血症
・Non-HDL コレステロール 170 mg/dL 以上
　　　　　　　　　　　　　　　　　：高 non-HDL コレステロール血症
・Non-HDL コレステロール 150〜169 mg/dL
　　　　　　　　　　　　　　　　　：境界型高 non-HDL コレステロール血症

用いる薬物

a　HMG-CoA 還元酵素阻害薬
- プラバスタチンナトリウム，シンバスタチン

コレステロール生合成における律速酵素のHMG-CoA還元酵素を特異的に阻害する．

b　陰イオン交換薬
- コレスチラミン，コレスチミド

胆汁酸に吸着し，排泄を促進し，コレステロールの吸収を阻害する．

c　コレステロールトランスポーター阻害薬
- エゼチミブ

コレステロールトランスポーター（NPC1L1）を阻害し，コレステロール吸収を抑制し，総コレステロールを低下させる．

NPC1L1
Niemann-Pick C1-like 1 Protein
小腸粘膜や肝臓などに存在する．コレステロールを細胞内へ取り込む．

d　フィブラート系薬剤
- クロフィブラート

コレステロール生合成において，メバロン酸からイソペンテニルピロリン酸への過程を抑制し，血漿中のコレステロールトリグリセライドを低下させる．

e　ニコチン酸薬
- ニコモール

消化器からのコレステロールと中性脂肪吸収を抑制する．

- ニセリトロール

外因性脂質の吸収を抑制し，コレステロールの排泄・異化作用を促進する．

f　プロブコール
- プロブコール

コレステロールの胆汁中への排泄・異化作用を促進し，コレステロール合成初期段階への抑制作用がある．

g　多価不飽和脂肪酸
- イコサペント酸エチル

トリグリセリド低下作用がある．

3　痛風・高尿酸血症治療薬

痛風・高尿酸血症

尿酸の産生過剰・排泄低下により血液中の尿酸値が高くなる．高尿酸血症が長くつづくと，尿酸が結晶になって関節に沈着し，痛風を起こす．高尿酸血症患者が痛風発作を起こす割合は，約10%である．

(1) 高尿酸血症の診断基準
血清尿酸値 > 7.0 mg/dL

用いる薬物

(1) 発作治療薬
a　コルヒチン
　白血球の尿酸貪食作用と貪食好中球の脱顆粒を阻止する．
b　非ステロイド性抗炎症薬（NSAIDs）
　● ナプロキセン
　疼痛の軽減と関節炎症を抑制する．
c　ステロイド性抗炎症薬
　● プレドニゾロンコハク酸エステルナトリウム
　● デキサメタゾンリン酸エステルナトリウム
　抗炎症作用がある．

(2) 高尿酸血症治療薬
● プロベネシド
　尿細管における尿酸の再吸収を抑制して尿酸排泄を促進する．
● アロプリノール
　キサンチンオキシダーゼの阻害により尿酸の産生を抑制し，尿酸値を低下させる．

4　骨粗しょう症治療薬

骨粗しょう症
骨吸収量が骨形成量を上回り，骨の構造が劣化し，骨の強度が低下して骨折するリスクが大きくなる．
閉経期以降の女性に多くみられる．

用いる薬物

a　ビスホスホネート製剤
　● エチドロン酸二ナトリウム，アレンドロン酸ナトリウム水和物
　● ミノドロン酸水和物
　破骨細胞による骨吸収を抑制し，骨量の減少を抑制する．骨粗しょう症治療薬の第一選択薬であり，乳がんなどの治療に用いられている．歯科治療で顎骨壊死が起こることがある．
b　エストロゲン類
　● エストラジオール
　閉経などによりエストロゲンが欠乏すると，骨吸収量が骨形成量を上回り骨量が減少する．エストロゲンの欠乏に対しては，エストロゲンの補充療法が有効である．
c　選択的エストロゲン受容体薬（SERM）
　● ラロキシフェン塩酸塩
　適応症は閉経後骨粗しょう症である．骨組織においては骨強度を増加させ，乳がんリスクを低下させる．

SERM
selective estrogen receptor modulator

d　カルシトニン製剤
　●エルカトニン
骨吸収を抑制し，血清カルシウム濃度を低下させる．また，鎮痛作用がある．

e　副甲状腺ホルモン製剤
　●テリパラチド酢酸塩
前駆細胞の分化促進作用などにより骨芽細胞数を増加させる．

f　活性型ビタミンD_3製剤
　●エルデカルシトール
小腸からのカルシウムの吸収を促進し，血清カルシウム濃度を上昇させる．破骨前駆細胞に作用して破骨細胞の形成を抑制する．

g　ビタミンK製剤
　●メナテトレノン
骨基質タンパクのオステオカルシンの産生と，カルシウム沈着を促進する．

復習 ○ ×

- [ ] 1．糖尿病治療薬には，グリベンクラミドがある．
- [ ] 2．インスリン製剤は，経口糖尿病薬である．
- [ ] 3．プラバスタチンナトリウムは，痛風の治療薬である．
- [ ] 4．ナプロキセンは，痛風の発作治療薬である．
- [ ] 5．プロベネシドは，高尿酸血症治療薬である．
- [ ] 6．ビスホスホネート製剤は，骨粗しょう症の治療薬として使用される．

Answer
1．○　2．×（注射薬）　3．×（血液中のコレステロールを減らす）　4．○　5．○　6．○

歯科薬理学 III

1 局所麻酔に用いる薬物

到達目標 ①おもな局所麻酔薬の薬理作用，作用機序，副作用を説明できる

　局所麻酔薬は，知覚神経などの末梢神経系に作用し，興奮の伝導を可逆的に遮断する薬物である．歯髄処置，抜歯，小手術などの外科的治療が多い歯科臨床においては，痛みのコントロールが重要なことから，局所麻酔薬は最も使用頻度が高い薬物である．

局所麻酔薬の一般的性質

非選択的
特定のものに対してではなく，すべてに作用すること

　局所に投与された局所麻酔薬は，知覚神経，運動神経，自律神経に対して非選択的に作用し，無髄神経，有髄神経ともに遮断する．細い神経線維ほど速く遮断され，有髄神経よりも無髄神経のほうが遮断されやすい．痛覚の機能をもつC線維（無髄）やAδ線維（有髄）は細い神経のため，運動神経などの太い神経よりも先に麻酔される．このことは，歯科治療を含めた外科手術において都合がよい．

局所麻酔薬の作用機序

(1) 神経の興奮伝導

　痛みを引き起こす刺激が神経細胞に加わると，神経細胞膜の電位依存性Na^+チャネルが開き，細胞外のNa^+が細胞内に流入する．このことによって膜内外の電位が逆転し，脱分極して活動電位が生じる．この神経の興奮が隣接部位に伝導され，最終的に大脳皮質に到達することにより痛みとして認識される．

(2) 局所麻酔薬による興奮伝導の遮断（図1-1）

　局所麻酔薬の作用機序は，神経細胞膜のNa^+チャネルを遮断することである．局所に投与された局所麻酔薬は，組織液中においてイオン型（RNH^+）と非イオン型（RN）の2つの型で存在し，平衡状態にある．このうち，非イオン型は脂溶性が高く，細胞膜を通過できるため，細胞内に進入し拡散する．細胞内に進入した局所麻酔薬のうち，イオン型が内側からNa^+チャネルを遮断し，Na^+の流入を抑制する．この結果，痛覚の伝導が遮断される．

(3) 局所麻酔薬の化学構造（図1-2）

　芳香族残基とアミノ基，そしてその間をつなぐ中間鎖からなる．芳香族残基は脂溶性で，神経細胞膜を通過しやすくさせる．アミノ基は水溶液中で解離して親水性をもつ．中間鎖がエステル結合を含むものをエステル型局所麻酔薬，アミド結合を含むものをアミド型局所麻酔薬という．

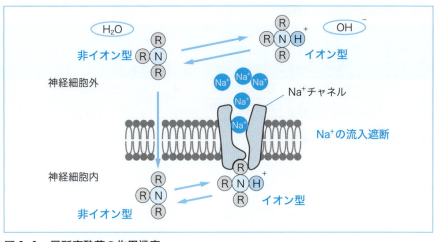

図 1-1　局所麻酔薬の作用機序

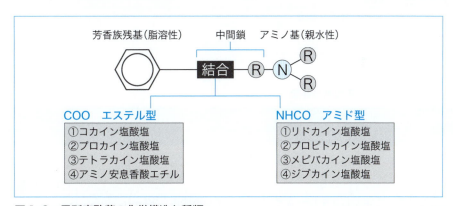

図 1-2　局所麻酔薬の化学構造と種類

1　局所麻酔薬

種　類

表 1-1 におもな局所麻酔薬の特徴を，表 1-2 に歯科用注射用製剤の種類を，表 1-3 に歯科用表面麻酔用製剤の種類を示す．

代　謝

(1) エステル型局所麻酔薬

血漿中のコリンエステラーゼや肝臓のエステラーゼにより分解され，パラアミノ安息香酸とアルキルエタノールアミンとなる．

(2) アミド型局所麻酔薬

肝臓のシトクロム P-450 によって代謝されたのち，肝臓のアミダーゼにより分解される．エステラーゼは生体内に広く分布しているため，エステル型は容易に分解される．一方，アミド型は肝臓でおもに代謝されるため，肝機能が低下した患者には注意が必要である．

表 1-1　おもな局所麻酔薬の特徴

	一般名	組織浸透性	血管拡張能	麻酔効力	毒性	基準最高用量（mg） アドレナリン無添加	添加	麻酔作用 発現時間	持続時間
エステル型	コカイン塩酸塩	強い	(—)	4	4	表面麻酔のみ		速い	短い
	プロカイン塩酸塩	非常に弱い	非常に強い	1	1	1,000		中程度	短い
	テトラカイン塩酸塩	弱い	弱い	10	10	100		中程度	長い
	アミノ安息香酸エチル	弱い	弱い			表面麻酔のみ		遅い	短い
アミド型	リドカイン塩酸塩	非常に強い	強い	2	1.5	200	500	速い	中程度
	プロピトカイン塩酸塩	強い	弱い	1.5	0.7	400	600	速い	中程度
	メピバカイン塩酸塩	強い	(—)	2	1	500	500	速い	中程度
	ジブカイン塩酸塩	弱い	弱い	15	15		40	遅い	長い

表 1-2　歯科用注射用製剤の種類

一般名	製品名	組成 有効成分（1 mL 中）	添加物	規格
リドカイン塩酸塩	歯科用キシロカインカートリッジ	リドカイン塩酸塩　20 mg アドレナリン　12.5 μg	塩酸 塩化ナトリウム ピロ亜硫酸ナトリウム	1.8 mL
	キシレステシン A 注射液（カートリッジ）	リドカイン塩酸塩　20 mg アドレナリン　12.5 μg	乾燥亜硫酸ナトリウム	1.8 mL
	オーラ注歯科用カートリッジ	リドカイン塩酸塩　20 mg アドレナリン酒石酸水素塩　25 μg	ピロ亜硫酸ナトリウム 塩化ナトリウム	1.0 mL 1.8 mL
プロピトカイン塩酸塩	歯科用シタネスト-オクタプレシンカートリッジ	プロピトカイン塩酸塩　30 mg フェリプレシン　0.03 単位	塩化ナトリウム パラオキシ安息香酸メチル	1.8 mL
メピバカイン塩酸塩	スキャンドネストカートリッジ3%	メピバカイン塩酸塩　30 mg	水酸化ナトリウム 塩化ナトリウム	1.8 mL

表 1-3　歯科用表面麻酔用製剤の種類

製品名	組成
ジンジカインゲル　20%	100 g 中　アミノ安息香酸エチル　20 g
ハリケインゲル歯科用　20%	100 g 中　アミノ安息香酸エチル　21.2 g
ハリケインリキッド歯科用　20%	100 mL 中　アミノ安息香酸エチル　20.3 g
ビーゾカイン歯科用ゼリー　20%	100 g 中　アミノ安息香酸エチル　20 g
ネオザロカインパスタ	100 g 中　アミノ安息香酸エチル　20 g 塩酸パラブチルアミノ安息香酸ジエチルアミノエチル　5 g
プロネスパスタアロマ	100 g 中　アミノ安息香酸エチル　10 g テトラカイン塩酸塩　1 g ジブカイン塩酸塩　1 g

局所麻酔薬が効きにくい理由

炎症があると，その組織は酸性に傾き，pHが低くなる．pHの低下によって，イオン型と非イオン型の平衡状態に変化が生じ，神経細胞膜を通過しにくいイオン型の局所麻酔薬が増加して麻酔が効きにくくなる（図1-3）．また，炎症により血管が拡張すると，局所麻酔薬は吸収されやすくなり，作用持続時間が短くなる．

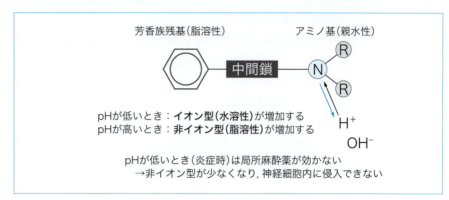

図1-3 局所麻酔薬の麻酔効果に影響する因子（組織pH）

局所麻酔施行時の合併症

（1）局所における合併症

a 粘膜の潰瘍や壊死，内出血

注射針による組織損傷や注入時の圧が高いことにより起こる．

b 局所感染

不潔な注射器具の使用や，歯面や感染巣に接触した針による感染の拡散などにより起こる．

c 口唇・舌・頰粘膜の咬傷

局所麻酔により感覚が喪失していることにより起こる．治療後は，患者に注意を促す必要がある．

（2）全身における合併症

a 局所麻酔薬中毒

局所麻酔薬の血中濃度が過度に上昇することにより発生する．局所麻酔薬の投与量，濃度，投与部位の血流分布，血管収縮薬の有無などに影響される．中枢神経系への影響としては，けいれん，意識消失，呼吸停止などが起こる．心血管系への影響としては，不整脈，心筋抑制，血圧低下などが起こり，血中濃度によっては心停止が起こる．

b 局所麻酔薬アレルギー

局所麻酔薬によるⅠ型アレルギー（アナフィラキシー）やⅣ型アレルギー（接触性皮膚炎）がある．Ⅰ型アレルギーの重症例では，生命に危険を及ぼすアナフィラキシーショックに移行することがある．アレルギー性皮膚炎，喘息発作，血圧低下などがみられた場合には，アドレナリン，副腎皮質ステロイド，抗ヒスタミン薬，アミノフィリンなどを投与する．

アミド型よりもエステル型局所麻酔薬で頻度が高いとされている．そのほか，防腐

薬や抗酸化薬などの添加物によってもアレルギー反応が引き起こされる可能性がある．

c　メトヘモグロビン血症

局所麻酔薬，特に，プロピトカイン塩酸塩によって酸素を運搬するヘモグロビンがメトヘモグロビンに変換されることで起こる合併症である．まれにチアノーゼが生じる場合があるが，メチレンブルーの投与によって改善される．

d　血管収縮薬による反応

局所麻酔薬には，麻酔の効果を高めたり，中毒を予防するために，アドレナリンやフェリプレシンなどの血管収縮薬が添加されている．

- アドレナリン

血圧上昇や頻脈が生じることがある．場合によっては不整脈が生じる．

- フェリプレシン

大量に投与すると，冠動脈が収縮することがある．高血圧症や心疾患をもつ患者への使用には注意が必要である．

血管収縮薬の併用

歯科で頻用されるリドカイン塩酸塩をはじめとして，血管拡張作用をもつ局所麻酔薬は多い．その血管拡張作用により局所の血流量が増加した結果，局所麻酔薬の吸収が促進される．そのため血管収縮薬を併用する．

血管収縮薬として，リドカイン塩酸塩にはアドレナリンが，プロピトカイン塩酸塩にはフェリプレシンが添加されている．

〈血管収縮薬の目的〉
- 麻酔力増強
- 麻酔持続時間の延長
- 局所麻酔薬の節減
- 術野の明視化
- 中毒発現の防止

局所麻酔薬の適用法

(1) 表面麻酔法

軟膏，ゼリーなどを局所に適用して麻酔効果を得る方法である．歯科臨床では，注射による局所麻酔に先立って使用され，注射針刺入時の痛みを緩和するために使用される．

(2) 浸潤麻酔法

麻酔効果を得ようとする部位の近傍に局所麻酔薬を注入し，濃度差を利用して目的の部位に到達させる方法である．歯科臨床では，歯髄などを麻酔するために，歯肉あるいは骨膜に局所麻酔薬を注射し，浸潤させる（図1-4）．

(3) 伝達麻酔法

神経幹あるいは神経叢に局所麻酔薬を作用させて，その神経の支配領域の麻酔を得ようとする方法である．一度の麻酔で広範囲の麻酔効果が得られる．歯科臨床では，下歯槽神経と舌神経を麻酔する下顎孔伝達麻酔法がよく用いられる．

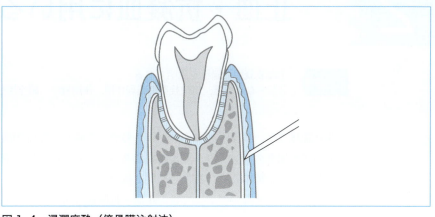

図1-4 浸潤麻酔（傍骨膜注射法）

復習 ○×

- □ 1. 局所麻酔薬の作用は，不可逆的である．
- □ 2. 局所麻酔薬は，運動神経よりも先に知覚神経を麻酔する．
- □ 3. 局所麻酔薬は，神経細胞膜の外側からNa^+チャネルを遮断する．
- □ 4. プロカイン塩酸塩は，アミド型局所麻酔薬である．
- □ 5. リドカイン塩酸塩は，エステル型局所麻酔薬である．
- □ 6. アミノ安息香酸エチルは，アミド型局所麻酔薬である．
- □ 7. テトラカイン塩酸塩は，エステル型局所麻酔薬である．
- □ 8. エステル型局所麻酔薬は，肝臓のシトクロムP-450によって代謝される．
- □ 9. 局所麻酔効果は，炎症組織で減弱する．
- □ 10. 炎症時には，組織が酸性に傾き，局所麻酔薬はイオン型が多くなる．
- □ 11. エステル型局所麻酔薬のほうが，アミド型よりもアレルギーを起こしやすい．
- □ 12. 局所麻酔薬を誤って血管内に大量投与すると，けいれんが起こることがある．
- □ 13. 局所麻酔薬に，血管内収縮薬としてアドレナリンを添加する．
- □ 14. リドカイン塩酸塩は血管拡張能がないので，アドレナリンを添加する必要がない．
- □ 15. 血管収縮薬によって麻酔効果は増強する．
- □ 16. 血管収縮薬によって局所麻酔薬の作用持続時間が延長する．

Answer

1. ×（可逆的）　2. ○　3. ×（内側から）　4. ×（エステル型）　5. ×（アミド型）
6. ×（エステル型）　7. ○　8. ×（血漿中のコリンエステラーゼや肝臓のエステラーゼ）　9. ○　10. ○
11. ○　12. ○　13. ○　14. ×（血管拡張能が強いので，添加する必要がある）　15. ○　16. ○

2 止血・抗凝血に用いる薬物

到達目標
①血液凝固の過程を説明できる
②おもな止血薬，抗血栓薬の薬理作用，作用機序，副作用を説明できる

　歯科臨床では，抜歯などの出血を伴う処置（手術）の頻度が高い．どのような手術においても出血のコントロールは重要である．一方，心筋梗塞や脳梗塞，あるいは心房細動などの治療のために抗血小板薬や抗凝固薬を服用している患者が歯科治療を受ける機会は少なくない．ここでは，止血・抗凝血に用いる薬物を理解する．

止血の機構

　図2-1に4つのステップによる止血の機構を示す．
a　血管収縮
　血管が損傷を受けると，活性化した血管内皮細胞が放出した**エンドセリン**に反応して，局所の血管収縮が生じる．
b　一次止血
　局所の血管収縮に反応してすぐに血小板が活性化し，露出したコラーゲン線維に付着する．活性化した血小板からは**トロンボキサンA_2（TXA_2）やアデノシンニリン酸（ADP）**が放出され，これらは，さらに多くの血小板凝集と活性化を促し，血小板血

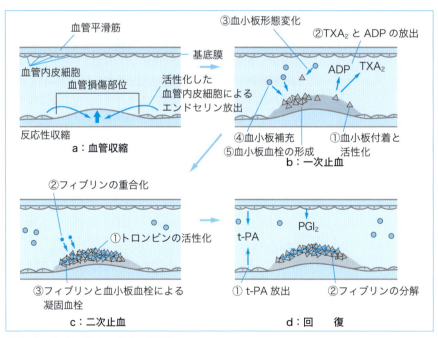

図2-1　出血に対する止血の機構
ADP　：ATP（アデノシン三リン酸）からリン酸が1個はずれたもの．
　　　　 リン酸がはずれるときエネルギーが発生し，筋肉の収縮などに使われる．
TXA_2：血小板の凝集や血管壁の収縮を引き起こす．
t-PA　：血栓を溶かす．
PGI_2：血小板の凝集を抑制する．

栓を形成する．

c　二次止血

一次止血に続き，血液凝固系が働いて**トロンビン**が活性化される．トロンビンは**フィブリン**を重合するための重要な因子である．血小板血栓とフィブリンによる重合体が形成され，最終的に強固な凝固血栓となる．

d　回　　復

止血終了後は，プロスタサイクリン（PGI$_2$）が血小板活性と血管収縮を抑制する．また，フィブリンを溶解するために線溶系（線維素溶解系）が活性化する．**プラスミノーゲンアクチベーター（t-PA）**が，**プラスミノーゲンをプラスミン**に変換し，そのプラスミンがフィブリンを分解する．

> **線溶系**
> 固まった血栓を溶かして分解する．

1　止血薬

局所性止血薬

出血している局所に適用する．

> **為害性**
> 害を及ぼすもの

> **抗原性**
> 抗原となる物質が，抗体を特異的に認識して結合する性質

（1）吸収性止血薬

適用部位の止血終了後，組織に吸収される．

- ゼラチン

血小板を崩壊させ，血液凝固因子を放出させることにより止血を促す．また，血液をよく吸収し，膨化して止血する．組織為害性および抗原性がない．

- 酸化セルロース

血液をよく吸収し，膨化して出血表面に密着して止血する．酸性のため，骨再生を抑制するので，抜歯窩などへの適用は避ける．

- アルギン酸ナトリウム

血液中のカルシウムと結合し，細い血管を閉塞する不溶性アルギン酸カルシウムになり止血する．

（2）凝固機序作用薬

- トロンビン

フィブリノーゲンからフィブリンを生成する血液凝固因子である．**全身への投与**は循環血液を凝固させ，致死的な結果に至ることがあるため**禁忌**である．静脈内はもちろん皮下，筋肉内にも注射できない．

（3）物理的止血薬

- 止血蠟（ワックス）

止血している創傷面を覆って物理的に止血する．血液凝固作用はない．

（4）収れん薬

- 塩化アルミニウム製剤

収れん作用により出血部位の毛細血管透過性の亢進を低下させて止血する．

2章　止血・抗凝血に用いる薬物

全身性止血薬　血管壁の脆弱，血小板減少，血液凝固因子の異常，線溶系の亢進など，出血性素因のある患者に対して，内服や静脈内投与などにより全身的に投与する．

(1) 凝固因子増加作用薬

● 血液製剤

先天的に凝固因子が欠乏している場合に，その補充を行う．無フィブリノーゲン血症にはフィブリノーゲン製剤，血友病Aには第VIII因子製剤，血友病Bには第IX因子製剤を使用する．

● ビタミンK製剤

ビタミンKの不足によりビタミンK依存性血液凝固因子の機能低下が生じるため，補充を行う．

(2) 毛細血管強化薬

● アドレノクロム製剤

アドレナリンの酸化誘導体であるアドレノクロムは，血管壁の透過性亢進の抑制作用と血管抵抗力増強作用をもつ．さらに開発が進み，カルバゾクロムスルホン酸ナトリウム水和物などが合成され，現在臨床応用されている．

● フラボノイド

毛細血管壁を緻密化する．血管透過性の抑制，血管脆弱性の改善作用がある．

● アスコルビン酸（ビタミンC）

ビタミンCは，血管壁の重要な構成要素であるコラーゲンの合成に必要である．

(3) 抗プラスミン薬

● トラネキサム酸

プラスミンの活性の亢進はフィブリン溶解を促進するため，出血傾向が増大する．抗プラスミン薬は，プラスミノーゲンアクチベーターを阻害して，プラスミン産生を抑制する．

(4) 血小板機能改善作用薬

● 血小板輸血

血小板数の著しい減少（5万/mL以下）は，出血傾向を増大させる．血小板を補充するために，血小板輸血を行う．

2　抗凝固薬（血液凝固阻止薬）

血栓症の予防や治療の目的で投与される．血液凝固-線溶系のバランスが崩れ，凝固機能が亢進すると血栓ができやすくなる．脳梗塞や心筋梗塞後の再発予防，心房細動における血栓形成予防，また，人工弁置換術や人工血管を使用した患者の血栓形成予防を目的に投与される．

ワルファリンカリウム

経口抗凝固薬である．ビタミンKの水酸化反応を競合的に阻害することにより，ビタミンK依存性凝固因子の合成が阻害され，血液の凝固を抑制する．ワルファリンカリウムはほかの薬物との相互作用が多い薬物である．

特に，作用の増強による出血傾向の増大には注意する．

(1) 作用増強
a 酸性非ステロイド性抗炎症薬（NSAIDs）
- アスピリン，メフェナム酸など

b 抗菌薬
- テトラサイクリン塩酸塩

c 抗真菌薬
- フルコナゾール，イトラコナゾールなど

(2) 作用減弱
- カルバマゼピン（抗てんかん薬），ビタミンK製剤，納豆など

新しい経口抗凝固薬

これまでワルファリンカリウムが唯一の経口抗凝固薬であったが，薬物や食物との相互作用など欠点も多く，また，投与量が多いと出血しやすく，少ないと血栓塞栓症の危険性が増加する．

- ダビガトランエテキシラートメタンスルホン酸塩（直接トロンビン阻害），リバーロキサバン（選択的直接作用型第Xa因子阻害），エドキサバントシル酸塩水和物（活性化血液凝固第X因子（FXa）阻害）など

投与のコントロールがむずかしいため，それを補う目的で開発された．

ヘパリン

血液凝固を阻害する反応（アンチトロンビンⅢがトロンビン，第Ⅸa，Xa因子と結合することによる）の速度を高め，血液凝固反応を強力に阻害する．ヘパリンは，消化管からは吸収されないため経口投与できない．ヘパリンによる過度の出血傾向に対しては，拮抗薬のプロタミン硫酸塩を使用する．

抗血小板薬

- アスピリン（酸性非ステロイド性抗炎症薬）

血小板内のシクロオキシゲナーゼを阻害することにより，トロンボキサンA_2の産生を抑制し，血小板血栓の形成を抑制する．脳梗塞や心筋梗塞の再発予防薬や急性冠症候群の発作時に使用する．

血栓溶解薬

- 組織プラスミノーゲンアクチベーター（t-PA），ウロキナーゼ

急性の血栓塞栓症の治療に使用される．プラスミノーゲンをプラスミンに変換して血栓を溶解する．

復習 ○ ×

- [ ] 1. ゼラチンは，局所に適用される止血薬である．
- [ ] 2. 酸化セルロースは，抜歯窩へ適用できる．
- [ ] 3. トロンビンは，全身性止血薬である．
- [ ] 4. ビタミンK製剤は，局所性止血薬である．
- [ ] 5. 全身性に投与する止血薬は，アルギン酸ナトリウムである．
- [ ] 6. カルバゾクロムスルホン酸ナトリウム水和物は，血管壁を強化する．
- [ ] 7. アスコルビン酸は，血管壁を強化する．
- [ ] 8. トラネキサム酸は，収れん作用により止血する．
- [ ] 9. ワルファリンカリウムは，アスピリンとの併用で作用が減弱する．
- [ ] 10. 納豆を食べると，ワルファリンカリウムの作用が増強する．
- [ ] 11. アスピリンは，血栓形成の予防のために使用される．

Answer
1. ○　2. ×（適用は避ける）　3. ×（全身投与は禁忌）　4. ×（全身性）　5. ×（局所性）　6. ○
7. ○　8. ×（塩化アンモニウム製剤）　9. ×（増強する）　10. ×（減弱する）　11. ○

Memo

3 痛みに用いる薬物

到達目標
①痛覚の伝導路と下行性抑制系を説明できる
②脳・脊髄レベルに作用点をもつ鎮痛薬について説明できる

体に異常が生じると，痛みとして警告が発せられ，それをきっかけに病状に気づく．しかし，その痛みが過剰になり持続的であるほど除去することが求められる．

痛みの伝達

痛みは，**知覚神経自由終末**にある**侵害受容器**で感知して，一次求心性線維（有髄のAδ線維と無髄のC線維）によって脊髄後角に伝わる（図3-1）．歯痛などの頭頸部の痛みは，**三叉神経**によって延髄後角に伝わる．そこで，神経を乗り換えて反対側の前側索から上行して，**視床**を介して**大脳皮質知覚領**に伝わり，痛みとして感じる．延髄網様体から視床下部，大脳辺縁系へ伝わる経路もある．

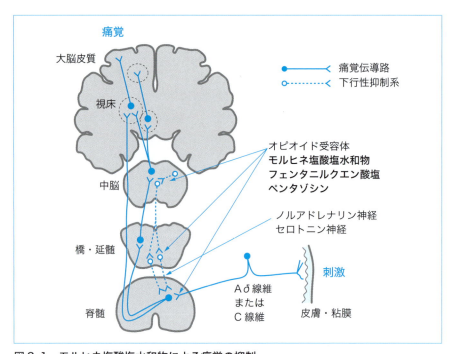

図3-1 モルヒネ塩酸塩水和物による痛覚の抑制

痛みの種類

痛みの種類には，侵害受容性疼痛，炎症性疼痛，神経障害性疼痛，情動性疼痛がある．機械的刺激，化学的刺激，熱刺激などによる侵害受容性疼痛は，イオンチャネルによって感知されることがわかっている．

炎症によって産生される**ブラジキニン**，セロトニン，ヒスタミン，プロスタグランジン（PG）などの**内因性発痛物質**は，C線維の侵害受容器を刺激する．**プロスタグランジン E_2**（PGE_2）は，それ自体の発痛作用は弱いが，ブラジキニンによる痛みの閾値を下げる（**痛覚過敏**）．

痛覚の下行性抑制系

痛覚の**下行性抑制系**とは，中脳・橋・延髄などの脳幹から下行性に投射するセロトニン系やノルアドレナリン系神経が，脊髄後角に入る痛覚入力を抑制する制御系のことである（図3-1）．

脊髄・延髄後角から上行する痛みの情報は，内因性オピオイドペプチド（エンケファリン，エンドルフィンなど）を伝達物質とする神経（**オピオイド神経**）を活性化する．この活性化が下行性抑制系を賦活化するとされる．

鎮痛薬の分類

鎮痛薬とは，意識消失やほかの感覚の消失を起こさずに痛覚を除去する薬物である．

脳・脊髄のレベルに作用点をもち，鎮痛作用を示す薬物を**中枢性鎮痛薬**という．アヘンからとれる植物アルカロイド（モルヒネ塩酸塩水和物など）を原型とする**麻薬性鎮痛薬**には，強力な鎮痛効果がある．連用によって強い依存が生じることから，麻薬に指定されている．依存が軽度で，麻薬に指定されていない薬物もある．

モルヒネ塩酸塩水和物，それに関連する合成鎮痛薬，内因性オピオイドペプチドを**オピオイド**と総称する．

一般の歯科治療の際に用いられる鎮痛薬には，末梢の炎症部位に働いて疼痛や発熱を含むさまざまな炎症徴候を抑制する**非ステロイド性抗炎症薬**（**NSAIDs**）と，抗炎症作用が弱いが鎮痛や解熱作用をもつ**解熱鎮痛薬**がある（p.120 参照）．

これらの薬物はがん性疼痛治療（緩和療法）に段階的に用いられる．第1段階はNSAIDsや解熱鎮痛薬，第2段階はコデインリン酸塩水和物などの弱オピオイド，第3段階はモルヒネ塩酸塩水和物，フェンタニルクエン酸塩などの強オピオイドを使用し，必要に応じて抗うつ剤などの補助薬も用いる．

1 中枢性鎮痛薬

代表的な薬物

(1) 麻薬性鎮痛薬
- モルヒネ塩酸塩水和物，フェンタニルクエン酸塩，ペチジン塩酸塩，コデインリン酸塩水和物

(2) 非麻薬性鎮痛薬
- ペンタゾシン，トラマドール塩酸塩

薬理作用・作用機序

オピオイドが結合する受容体を**オピオイド受容体**といい，μ受容体，δ受容体，κ受容体に細分類されている．いずれの受容体にも強力な**鎮痛作用**がある．

オピオイド受容体アゴニストは，脊髄後角において一次知覚神経からの入力を抑制したり，中脳や延髄に働いて脊髄への下行性抑制系を増強する．

μ受容体アゴニストは**耐性**や**依存性**が強い．κ受容体アゴニストは**依存性**の形成を抑制するといわれている．

有害作用　副作用として，延髄の嘔吐中枢に作用して嘔吐を起こす．消化管運動抑制を起こすため便秘になる．延髄呼吸中枢のμ受容体を刺激するので**呼吸抑制**が生じる．**喘息患者には禁忌**である．

中枢性鎮痛薬と関連薬物の臨床適用

(1) 麻薬性鎮痛薬

- モルヒネ塩酸塩水和物

μ, δ, κ 受容体を刺激して鎮痛作用を示す．鎮咳作用もある．

がん性疼痛，術後疼痛，全身麻酔中の鎮痛などのほか，麻酔前投薬に用いる．

- フェンタニルクエン酸塩

μ 受容体に結合して，モルヒネ塩酸塩水和物より強力な鎮痛作用を示す．経皮的に用いることができる（貼付剤）．

がん性疼痛，術後疼痛，全身麻酔中の鎮痛，慢性疼痛に用いる．ドロペリドールと併用して神経遮断性麻酔（NLA 麻酔）に用いる．

- ペチジン塩酸塩

鎮痛作用は弱い．麻酔前投薬に使う．

- コデインリン酸塩水和物

中程度の鎮痛作用がある．**鎮咳薬**である．代謝物が受容体を刺激する．

100 倍散は麻薬として扱わない．

(2) 非麻薬性鎮痛薬

- ペンタゾシン

κ 受容体作用薬であるが，μ 受容体に対しては弱い拮抗作用をもつ．

がん性疼痛，術後疼痛などのほか，麻酔前投薬に用いる．

麻薬としては扱わないが，依存がまったくないわけではない．向精神薬に指定されている．

- トラマドール塩酸塩

μ 受容体作用薬であるが，ノルアドレナリンやセロトニンの再取り込み阻害による下行性抑制系の活性化作用ももつ．

(3) 麻薬拮抗薬

- ナロキソン塩酸塩

μ, δ, κ 受容体すべてに競合的に拮抗する．オピオイドによって呼吸抑制が起きたときの治療に用いる．

2　非ステロイド性抗炎症薬と解熱鎮痛薬

抗炎症薬（p.116〜120）参照

3 神経障害性疼痛治療薬

ウイルス感染，がん浸潤，糖尿病，脊髄損傷などの体性感覚系障害によって発症する難治性疼痛を神経障害性疼痛という．抗炎症薬，解熱性鎮痛薬，麻薬性鎮痛薬では効果が十分でないことが多い．

(1) 三叉神経痛

カルバマゼピンやフェニトインを用いる．電位依存性 Na^+ チャネルを遮断する．

(2) 帯状疱疹後神経痛

プレガバリンを用いる．電位依存性 Ca^{2+} チャネルの発現と機能を抑制する．

復習 ○ ×

- □ 1. 麻薬性鎮痛薬は，一次求心性神経の Na^+ チャネルを阻害する．
- □ 2. ブラジキニンは，発痛物質である．
- □ 3. モルヒネ塩酸塩水和物は，内因性オピオイドペプチドである．
- □ 4. 中枢性鎮痛薬は，すべて麻薬である．
- □ 5. フェンタニルクエン酸塩は，経皮的に使用できる．
- □ 6. モルヒネ塩酸塩水和物の副作用に，呼吸抑制や便秘がある．
- □ 7. ペンタゾシンは，すべてのオピオイド受容体を拮抗する．
- □ 8. 痛覚の下行性抑制系には，ノルアドレナリン神経やセロトニン神経がある．

Answer
1. ×（オピオイド受容体）　2. ○　3. ×（エンケファリンなど）　4. ×（ペンタゾシンは麻薬ではない）
5. ○　6. ○　7. ×（ナロキソン塩酸塩）　8. ○

4 炎症に用いる薬物

到達目標
①炎症のメカニズムを概説できる
②おもな抗炎症薬，解熱鎮痛薬，消炎酵素薬の薬理作用，作用機序，副作用を説明できる

炎症とは，生体が何らかの有害刺激を受けたときに，免疫応答が働くことで生じる局所的な防御反応をいう．炎症が生じると，局所的に**発赤**，**腫脹**，**疼痛**，**発熱**，**機能障害**などの臨床症状（5大徴候）が現れる．また，炎症反応が激しい場合には，体温上昇など全身的な反応を起こすこともある．

炎症の経過

炎症反応が始まってから組織修復までの過程は，次の3期に分けられる．

a 血管拡張・血管透過性亢進期

有害刺激が加わった組織からは**ケミカルメディエーター**とよばれる生体因子が放出され，微小循環に作用して，血管の拡張と血管透過性の亢進が起こる．

微小循環
細動脈，毛細血管，細静脈の血液の流れをいう．

b 白血球浸潤期

血管反応に続いて，白血球が血管外へ浸潤して，有害刺激や異物の除去が行われる．

血管透過性
毛細血管や細静脈の壁をつうじて行われる物質の移動

c 修復期

毛細血管やリンパ管の新生，線維芽細胞の活性化により，炎症反応が起きた組織は修復・治癒に向かう．

炎症に関与するケミカルメディエーター

表4-1に炎症にかかわるケミカルメディエーターとおもな作用を示す．

表4-1 炎症にかかわるケミカルメディエーターとおもな作用

ヒスタミン		血管拡張，血管透過性亢進
ブラジキニン		疼痛発生，血管拡張，血管透過性亢進
プロスタグランジン類	PGE_2	疼痛閾値低下，血管拡張，血管透過性亢進，発熱（体温上昇）
	TXA_2	血小板凝集促進
ロイコトリエン類		白血球遊走・活性化，血管透過性亢進，気管支収縮
リソソーム由来物質（タンパク分解酵素，活性酸素種など）		殺菌作用
炎症性サイトカイン（IL-1β，TNF-αなど）		白血球遊走・活性化，発熱（体温上昇）
補体成分（C3a，C5a）		白血球遊走・活性化，血管透過性亢進

（1）ヒスタミン

ヒスタミンは，**肥満細胞**に貯蔵されており，細胞に対する有害刺激や，アレルゲン（抗原）と細胞膜上のIgEが結合することにより放出（脱顆粒）される．H_1受容体を介して血管透過性亢進，血管拡張などを引き起こし，炎症やアレルギー反応の始まりに関与する．

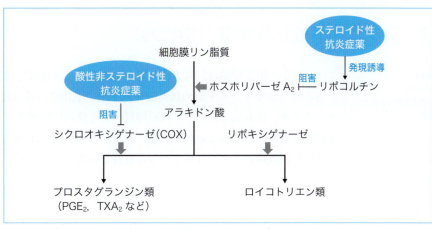

図 4-1　アラキドン酸代謝と抗炎症薬の作用点

(2) ブラジキニン

ブラジキニンは，カリクレインが血漿中に存在するキニノーゲン（ブラジキニン前駆物質）を切断して生成される．発痛物質として炎症性疼痛を引き起こすとともに，血管透過性亢進，血管拡張などにも作用する．

(3) プロスタグランジン類

細胞に有害刺激が加わると**ホスホリパーゼ A_2** が活性化され，細胞膜のリン脂質から**アラキドン酸**が遊離される．さらに，**シクロオキシゲナーゼ（COX）** の作用によってアラキドン酸からプロスタグランジン類（PGE_2 など）が生成される（図 4-1）．

血管拡張作用，さらに，ブラジキニン，ヒスタミンによる疼痛や血管透過性亢進に対する増強作用を示す．

(4) ロイコトリエン類

ロイコトリエン類（LTB_4，LTC_4 など）は，アラキドン酸に**リポキシゲナーゼ**が作用して生成される（図 4-1）．白血球遊走・活性化作用，血管透過性亢進作用，気管支収縮作用を示す．

(5) その他

リソソーム由来物質（タンパク分解酵素，活性酸素種など），炎症性サイトカイン，補体成分などもケミカルメディエーターとして作用することが知られている．

1 ステロイド性抗炎症薬（SAIDs）

SAIDs
steroidal anti-inflammatory drugs

　ステロイド性抗炎症薬は，基本構造として**ステロイド骨格**をもち，副腎皮質ホルモンである糖質コルチコイド様の**抗炎症作用**を示す薬物である（図4-2）．天然糖質コルチコイドは，抗炎症作用とともに電解質，水を体内に貯留させる作用をもつ．
　電解質貯留作用は治療において有益ではないため，この作用を減少させて抗炎症作用を強めた合成糖質コルチコイドがつくられている．

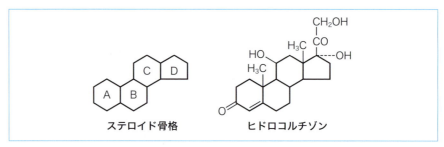

図4-2　ステロイド性抗炎症薬

（1）代表的な薬物

a　天然糖質コルチコイド
　● コルチゾン酢酸エステル，ヒドロコルチゾンなど
b　合成糖質コルチコイド
　● プレドニゾロン，トリアムシノロンアセトニド，デキサメタゾンなど

（2）作用機序

　ステロイド性抗炎症薬は，細胞膜を通過したのち，細胞質内において**糖質コルチコイド受容体**と結合して複合体を形成する．その複合体は核内に移行し，標的遺伝子の転写を制御することで細胞機能を変化させ，さまざまな薬理作用を現す（図4-3）．
　抗炎症作用の機序は，次に示すように多岐にわたる．
　・ホスホリパーゼ A_2 活性を阻害する**リポコルチン**の発現誘導を介したアラキドン酸代謝経路の抑制（p.115, 図4-1参照）
　・炎症性サイトカイン発現抑制
　・リソソーム膜安定化
　・肉芽組織形成の抑制など

糖新生
血中のブドウ糖量が低下したとき，肝臓でブドウ糖をつくり出すしくみをいう．通常，血糖の維持は食べた食物によって行われるが，空腹時，絶食時には，筋タンパク質由来のアミノ酸（90％），乳酸，グリセロールなどを利用して行う．

（3）薬理作用

a　抗炎症作用
　上記の作用機序により炎症のほとんどすべての過程を抑制する．
b　代謝作用
　糖新生促進による血糖上昇，脂肪分解による血中遊離脂肪酸増加と再分布，長期投

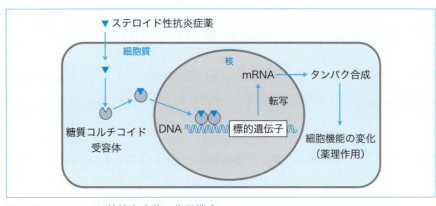

図4-3 ステロイド性抗炎症薬の作用機序

与によるタンパクの異化亢進（筋萎縮，骨粗しょう症および骨発育不全，皮膚萎縮など）を起こす．

c 免疫抑制作用
細胞性免疫および液性免疫の両方を抑制する．

細胞性免疫
抗体ではなく，細胞が媒介する免疫

液性免疫
抗体が中心的役割をはたす免疫

(4) 臨床適用

a 歯科における適用
口腔粘膜疾患（慢性剝離性歯肉炎，難治性口内炎，舌炎，アフタ性口内炎など）に対して外用剤（軟膏剤，口腔用貼付剤）が用いられる．ただし，外用剤で効果がない場合には内服剤を投与する．

b 医科における適用
さまざまな炎症性疾患，アレルギー性疾患，自己免疫疾患，副腎機能不全の治療など広く用いられる．

(5) 副作用

ステロイド性抗炎症薬は，長期投与により次のような症状が起こることがある．

・満月様顔貌
・感染の増悪
・消化性潰瘍
・骨粗しょう症
・副腎皮質萎縮（および投与中止後の離脱症候群）
・浮腫，高血圧，糖尿病，小児の成長抑制，治癒遅延など

ステロイド離脱症候群
ステロイド薬を，多量・長期にわたり投与すると，副腎皮質のホルモン分泌機能低下や副腎萎縮が起こる．
そのため，ステロイド薬による治療中に急激な中止や減量をすると，強い倦怠感，関節痛，吐き気，頭痛，血圧低下などを起こす．

2 非ステロイド性抗炎症薬（NSAIDs）

NSAIDs
non-steroidal anti-inflammatory drugs

非ステロイド性抗炎症薬には，酸性系と塩基性系がある．塩基性のものは，酸性系より抗炎症作用が弱く，解熱作用も弱い．

酸性非ステロイド性抗炎症薬

酸性非ステロイド性抗炎症薬は，**シクロオキシゲナーゼを阻害**する薬物であり，プロスタグランジン類の産生抑制により抗炎症および解熱鎮痛作用を現す．

(1) 代表的な薬物
- サリチル酸系：アスピリン
- アントラニル酸系：メフェナム酸
- インドール酢酸系：インドメタシン
- フェニル酢酸系：ジクロフェナクナトリウム
- プロピオン酸系：イブプロフェン，ロキソプロフェンナトリウム水和物（プロドラッグ）
- オキシカム系：ピロキシカム

(2) 作用機序
多くの酸性非ステロイド性抗炎症薬は，シクロオキシゲナーゼに可逆的に結合し，アラキドン酸からプロスタグランジン類が生成されるのを阻害する．一方，**アスピリン**はシクロオキシゲナーゼを化学修飾（アセチル化）し，酵素活性を不可逆的に阻害する（**図 4-1** 参照）．

(3) 薬理作用
- 抗炎症作用
- 解熱鎮痛作用

(4) 臨床適用
a 歯科における適用
　歯痛，歯髄炎，歯根膜炎，智歯周囲炎，抜歯後，外傷後や手術後などの消炎・鎮痛に用いられる．
b 医科における適用
　抗炎症および解熱鎮痛薬として炎症，疼痛，発熱の治療に広く用いられる．

(5) 副作用
a 胃腸障害（消化性潰瘍）
　胃粘膜では生理的に産生されるプロスタグランジン類が**胃粘膜保護作用**を担っており，酸性非ステロイド性抗炎症薬がシクロオキシゲナーゼを阻害することで**胃腸障害**

（**消化性潰瘍**）が引き起こされることがある．消化性潰瘍のある患者への酸性非ステロイド性抗炎症薬の投与は，症状を悪化させるおそれがあるため，**禁忌**である．

　b　腎障害

　腎臓においてプロスタグランジン類の産生が阻害されると，電解質，水が貯留して浮腫や血圧上昇が生じたり，腎血流量が低下して腎疾患が悪化したりすることがある．

　c　喘息発作（アスピリン喘息）

　酸性非ステロイド性抗炎症薬の投与によりシクロオキシゲナーゼが阻害されると，アラキドン酸がリポキシゲナーゼ経路に進みやすくなる．ロイコトリエン類が増加することで**気管支収縮**を起こし，喘息発作が誘発されることがある．これを，**アスピリン喘息**という．アスピリン喘息またはその既往歴のある患者への酸性非ステロイド性抗炎症薬の投与は，**禁忌**である．

　d　出血傾向

　血小板のシクロオキシゲナーゼ経路では，血小板凝集作用をもつトロンボキサン A_2 が産生される．酸性非ステロイド性抗炎症薬によりトロンボキサン A_2 の産生が阻害されると，出血傾向が現れることがある．

　e　Reye症候群

　ウイルス性疾患（水痘やインフルエンザなど）に罹患した小児（15歳以下）に<u>アスピリン</u>や<u>ジクロフェナクナトリウム</u>を投与すると，重度の肝障害と急性脳症を主徴とするReye症候群を発症することがある．原則として，ウイルス性疾患に罹患した小児にアスピリン，ジクロフェナクナトリウムは使用しない．

　f　その他

　頭痛やめまいなどの中枢神経症状，妊婦の分娩遅延や胎児動脈管の閉鎖，アレルギーなどがある．

（6）プロドラッグ

プロドラッグ
体内で代謝を受けてはじめて活性をもつようになる薬物

　プロドラッグ（<u>ロキソプロフェンナトリウム水和物</u>）は，不活性型で生体内に吸収されたのち，シクロオキシゲナーゼ阻害活性をもつ活性型に変換される．この性質により，経口投与の吸収時における胃腸障害を軽減することができる．

塩基性非ステロイド性抗炎症薬

　塩基性非ステロイド性抗炎症薬はシクロオキシゲナーゼ阻害作用をほとんど示さず，作用機序は明確ではない．酸性非ステロイド性抗炎症薬と比べて，抗炎症，解熱鎮痛作用は弱く，胃腸障害などの有害作用は軽度である．

（1）代表的な薬物
　●チアラミド塩酸塩など

（2）歯科臨床における適用
　歯髄炎，智歯周囲炎，抜歯後，外傷後や手術後などの消炎・鎮痛に用いられる．

3　解熱鎮痛薬

　　解熱鎮痛薬は，抗炎症作用はきわめて弱いが，解熱鎮痛作用を示す薬物である．作用機序は明確ではない．

(1) 代表的な薬物
a　ピリン系解熱鎮痛薬
- スルピリン水和物，イソプロピルアンチピリンなど

b　非ピリン系解熱鎮痛薬
- アセトアミノフェン

(2) 歯科臨床における適用
　　ピリン系解熱鎮痛薬は，おもに配合剤として用いられる．
- イソプロピルアンチピリンとアセトアミノフェンの配合剤（SG 顆粒）

歯痛に適用される．
- アセトアミノフェン

小児や妊婦への投与においても安全性が高いとされ，歯痛，歯科治療後の疼痛に用いられる．

4　抗ヒスタミン薬（H_1 受容体アンタゴニスト）

　　ヒスタミンには，H_1，H_2 受容体など 4 種類の受容体がある．**H_1 受容体は炎症や I 型アレルギー性疾患**（蕁麻疹，気管支喘息，アレルギー性鼻炎など）に関与し，H_2 受容体は胃酸分泌促進に作用することが知られている．

　　ヒスタミンの作用を抑制する薬物には，受容体でヒスタミンと競合的に拮抗する H_1 受容体アンタゴニストと H_2 受容体アンタゴニストの 2 種類があるが，一般的には，H_1 受容体アンタゴニストを抗ヒスタミン薬とよぶ．

(1) 代表的な薬物
a　第 1 世代抗ヒスタミン薬
- ジフェンヒドラミン塩酸塩，d-クロルフェニラミンマレイン酸塩など

b　第 2 世代抗ヒスタミン薬
- ケトチフェンフマル酸塩，フェキソフェナジン塩酸塩など

(2) 薬理作用
・抗アレルギー作用
・鎮静・催眠作用（特に第 1 世代抗ヒスタミン薬）

(3) 臨床適用

Ⅰ型アレルギー性疾患の治療に広く用いられる．

(4) 副作用

第1世代抗ヒスタミン薬は鎮静・催眠作用や抗ムスカリン作用（口渇など）を示すが，第2世代の薬物はこれらの作用が弱い．

復習 ○×

- [ ] 1. ヒスタミンは，肥満細胞から放出される．
- [ ] 2. プロスタグランジンは，発痛物質として疼痛を引き起こす．
- [ ] 3. アラキドン酸からブラジキニンやロイコトリエンが生成される．
- [ ] 4. ステロイド性抗炎症薬は，受容体を介して作用する．
- [ ] 5. ヒドロコルチゾンは，合成糖質コルチコイドである．
- [ ] 6. リポコルチンは，ホスホリパーゼ A_2 を抑制する．
- [ ] 7. ステロイド性抗炎症薬は，口内炎の治療に用いられる．
- [ ] 8. ステロイド性抗炎症薬は，感染を増悪させる．
- [ ] 9. コルチゾン酢酸エステルの長期投与は，副腎皮質肥大を起こす．
- [ ] 10. 酸性非ステロイド性抗炎症薬は，シクロオキシゲナーゼを阻害する．
- [ ] 11. 酸性非ステロイド性抗炎症薬は，歯髄炎や抜歯後の消炎・鎮痛に用いられる．
- [ ] 12. アスピリンは，抗炎症作用，解熱鎮痛作用を示す．
- [ ] 13. 酸性非ステロイド性抗炎症薬は，消化性潰瘍の治療に用いられる．
- [ ] 14. アスピリンは，喘息発作を誘発することがある．
- [ ] 15. インフルエンザ罹患の小児にアスピリンを投与すべきではない．
- [ ] 16. ジクロフェナクナトリウムは，プロドラッグである．
- [ ] 17. チアラミド塩酸塩は，塩基性非ステロイド性抗炎症薬である．
- [ ] 18. アセトアミノフェンは，抗炎症作用，解熱鎮痛作用を示す．
- [ ] 19. H_1 受容体は，Ⅰ型アレルギー性疾患に関与する．
- [ ] 20. ジフェンヒドラミン塩酸塩は，ヒスタミン産生を阻害する．
- [ ] 21. ジフェンヒドラミン塩酸塩は，口渇を起こす．

Answer ・・・・・・・・・・・・・・・・・・・・・・・・・・・・・・・・・・・・・・・
1.○　2.×（ブラジキニン）　3.×（プロスタグランジンやロイコトリエン）　4.○　5.×（天然糖質コルチコイド）　6.○　7.○　8.○　9.×（副腎皮質萎縮）　10.○　11.○　12.○　13.×（消化性潰瘍のある患者への投与は禁忌）　14.○　15.○　16.×（ロキソプロフェンナトリウム水和物）　17.○　18.×（抗炎症作用は弱い）　19.○　20.×（H_1 受容体において競合的に拮抗する）　21.○

5 感染症に用いる薬物

到達目標
①おもな消毒薬の種類と使用目的を説明できる
②消毒薬の効果に影響を与える因子を説明できる
③おもな抗菌薬の種類，作用機序，副作用を説明できる

　感染とは，微生物が宿主（ヒトや動物）の体内に侵入，定着し，増殖することをいう．感染した結果，宿主がなんらかの障害を受けて病的になった状態を，**感染症**という．実際には，感染があるにもかかわらず発病しない場合があり，これを，**不顕性感染**という．感染した本人は発病しなくても，ほかの人に感染させる場合があり，この人のことを，**保菌者**という．

　感染症は，侵入した微生物の量と毒力（感染力）と宿主側の抵抗力とのバランスが崩れ，感染力が抵抗力を上回るときに成立する（**図5-1**）．

　感染症は，強毒微生物によるものだけでなく，むしろ，平素は無害な微生物による**日和見感染**が起きている．ヒトの口腔内には，ブドウ球菌，レンサ球菌をはじめ，グラム陽性および陰性の球菌，桿菌，スピロヘータ，放線菌など多数の微生物が常在菌として存在している．これらの微生物は，通常は口腔内でバランスを保って生息しているが，ひとたびバランスが崩れたり，宿主の抵抗力が弱まったりすると，感染症が起こる．

　歯科衛生士をはじめ医療従事者は，**スタンダードプリコーション**（標準予防策）を行うことにより，治療中，患者から感染したり，患者が二次感染を起こしたりしないように，感染防止に努めなければならない．歯科臨床において感染を予防するためには，手指，器械器具，手術野などの消毒の徹底，正しい消毒薬の使い方，抗菌薬の適切な選択と投与が求められる．

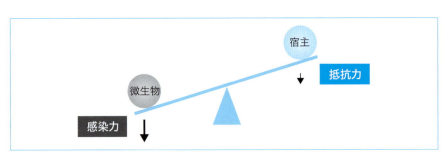

図5-1　感染力と抵抗力のバランス

1　消毒薬

　歯科臨床で消毒薬は，手指や器具類，室内の消毒だけでなく，う窩，根管，歯周組織，口腔粘膜，抜歯窩など，局所の消毒に広く用いられる．

　消毒薬は，病原微生物だけでなく宿主組織に対しても強い親和性があり，毒性をも

つため全身的には投与できない．消毒薬は，生体に対して局所的に適用されるものであり，選択的かつ全身的に用いられることが多い抗菌薬とは区別される．

滅菌は，病原微生物あるいは非病原微生物を問わず，すべての微生物を完全に殺滅するのに対し，**消毒**は，病原微生物を殺滅，または発育や増殖を阻止することを目的としている．

微生物を殺滅することを**殺菌作用**というのに対して，微生物の発育や増殖を抑制することを**静菌作用**という．

作用機序　原形質毒としての作用によるが，その本態は，細胞膜の破壊や透過性の亢進，タンパク質の変性・凝固，代謝酵素の阻害，酸化作用，脱水，加水分解など，さまざまな作用により微生物を殺滅する．

消毒の対象と効果および使用目的　消毒の対象となる病原微生物，そして，消毒処置の対象となる物には多くの種類がある．消毒の目的を達成するためには，薬物の主成分の化学的性質および薬理学的な作用機序に関する知識に基づいて，消毒処置が必要な対象物の材質，使用目的，汚染状態，微生物の種類などを考慮にいれ，適切な薬物を選択し，適正な使用法を用いる必要がある．

表 5-1 におもな消毒薬と微生物への効果および使用目的を示す．

表 5-1　おもな消毒薬と微生物への効果および使用目的

区分	消毒薬（おもな製品名）	微生物効果					使用目的					
		一般細菌	真菌	結核菌	ウイルス エンベロープ有	ウイルス エンベロープ無	芽胞	皮膚	粘膜	器具 金属	器具 非金属	排泄物	環境
高水準	グルタラール（ステリハイド）	●	●	●	●	●	●	×	×	○	○	×	×
中水準	次亜塩素酸ナトリウム	●	●	●	●	●	●	△	△	×	○	○	○
中水準	ポビドンヨード（イソジン）	●	●	●	●	●	▲	○	○	×	×	×	×
中水準	ヨードチンキ	●	●	●	●	●	▲	○	×	×	×	×	×
中水準	消毒用エタノール，イソプロパノール	●	▲	●	●	▲	×	○	×	○	○	×	○
中水準	フェノール，クレゾール石けん	●	▲	●	▲	×	×	×	×	×	×	○	△
低水準	第四級アンモニウム塩： 　ベンザルコニウム塩化物（オスバン） 　ベンゼトニウム塩化物（ハイアミン）	●	▲	×	▲	×	×	○	○	○	○	×	○
低水準	クロルヘキシジングルコン酸塩（ヒビテン）	●	▲	×	▲	×	×	○	×	○	○	×	○
低水準	両性界面活性剤： 　アルキルジアミノエチルグリシン塩酸塩（ハイジール）	●	▲	▲	▲	×	×	○	△	○	○	×	○

●：有効　　○：使用可能　　▲：十分な効果が得られないことがある　　△：注意して使用　　×：無効あるいは使用不可
エンベロープ有：HIV, HBV, HCV, インフルエンザウイルス, 新型コロナウイルス（COVID-19）など
エンベロープ無：ノロウイルス，ポリオウイルスなど

効果に影響を与える因子

(1) 濃度

一般に，消毒薬の濃度が高いほど殺菌作用は強い．しかし，濃度が高すぎると組織傷害性が強くなったり，消毒効果が逆に減弱したりするものがある．さらに，至適濃度よりも低い濃度では十分な消毒効果が得られないだけでなく，微生物の発育を促進することがあるため，消毒薬は，生体組織を傷害せずに，しかも十分な効果を発揮する適正な濃度で用いる．

(2) 作用時間

作用時間が長いほど殺菌力は強くなり，作用時間が短いと十分な殺菌効果は得られない．しかし，作用時間が長すぎると生体組織に傷害を与える場合がある．

(3) 作用温度

一般的に，温度が高くなるほど殺菌力は強くなる．消毒薬は，通常，20℃以上の温度で使用することが望ましい．

(4) pH

消毒薬のなかには一定の pH でのみ十分な作用を示すものがある．これらは，至適 pH に調節して用いる．

(5) 有機物の存在

消毒薬は，血液，膿汁，唾液，油脂などの有機物の存在下で効力が減弱されるものが多い．したがって，有機物が共存すると殺菌力は低下するため，消毒薬を使用する場合には，手指や器械器具は，あらかじめ流水で十分汚れを落としておく必要がある．

(6) 相互拮抗

2つ以上の消毒薬を併用すると効果が増す場合もあるが，一般には，殺菌効果が減弱する．特に，陽イオン性と陰イオン性の界面活性剤，酸性薬物とアルカリ性薬物との**併用は禁忌**である．

効力判定法

消毒薬の殺菌力を判定する方法として，フェノール係数が用いられている．これは，フェノールの殺菌力を基準として消毒薬の効力を比較する方法で，同一条件下でチフス菌，あるいは黄色ブドウ球菌などを殺滅するフェノールの最大希釈倍数に対する消毒薬の最大希釈倍数の比で表される．

$$フェノール係数 = \frac{消毒薬の最大希釈倍数}{フェノールの最大希釈倍数}$$

この係数が大きいほど殺菌力の強い薬物といえる．しかし，フェノール係数は1つの目安であって，実際の消毒薬の効果は，有機物の存在，pH の変動による影響，浸透性，組織傷害性などから総合的に判定する必要がある．

分類

消毒薬の分類を表5-2に示す．

表5-2 消毒薬の分類

分類		薬剤例
重金属化合物	銀化合物	硝酸銀，フッ化ジアンミン銀
	亜鉛化合物	硫化亜鉛，塩化亜鉛
酸・アルカリ類	酸類	ホウ酸，安息香酸，サリチル酸，酢酸
	アルカリ類	水酸化ナトリウム
酸化剤		オキシドール，過マンガン酸カリウム
ハロゲンおよびハロゲン化合物	塩素および塩素化合物	次亜塩素酸ナトリウム，クロルヘキシジングルコン酸塩，トリクロサン
	ヨウ素およびヨウ素化合物	ヨードチンキ，ヨードグリセリン，ヨードホルム，ポビドンヨード
アルコール類		エタノール，イソプロパノール
アルデヒド類		ホルマリン（ホルムアルデヒド水溶液），パラホルムアルデヒド，グルタラール（グルタルアルデヒド）
フェノール類		フェノール，クレゾール，パラクロロフェノール，クレオソート
界面活性剤	陰イオン界面活性剤	普通石ケン
	陽イオン界面活性剤	ベンザルコニウム塩化物，ベンゼトニウム塩化物
	両性界面活性剤	アルキルジアミノエチルグリシン塩酸塩
	非イオン界面活性剤	アルキルアリルポリエーテルアルコール，ポリオキシエチレンアルキルフェニルエーテル
揮発油類（精油類）		ユージノール，チモール，カンフル，メントール

おもな消毒薬

(1) 重金属化合物

比重が5.0以上の金属を，重金属という．アルミニウムは，比重5.0以下の軽金属であるが，重金属と類似の作用を示すので，この分類のなかに入る．

作用の強さは次の順である．

$$Hg^{2+} > Ag^+ > Cu^{2+} > Au^{3+} > Co^{2+} > Pb^{2+} > Fe^{3+} > Al^{3+} > Zn^{2+}$$

重金属イオンは，細菌細胞のタンパク質沈殿作用や，細菌の酵素タンパク質，特に，SH基などと結合して，酵素系の活性を阻害し，細菌を死滅させる．

水銀化合物は，水俣病など水銀公害問題によりほとんど使われなくなり，銀化合物が用いられる．歯科領域では，硝酸銀は，腐食作用を利用して5〜10%水溶液が口内炎に，20〜40%水溶液が象牙質知覚過敏症治療剤，う蝕予防薬として用いられる．

フッ化ジアンミン銀（サホライド®）なども同様の目的で用いられるが，歯を黒変するという欠点がある．このほか，根管消毒剤として用いられる場合もある．

(2) 酸・アルカリ類

強酸，強アルカリは，強い腐食作用があり，現在，消毒薬には用いられていない．

- ●ホウ酸

殺菌作用は弱く，静菌的に作用する．医薬品再評価により，眼科領域で粘膜の消毒に用いられている．

- ●安息香酸

消毒薬としてよりも，食品の防腐薬として用いられている．

(3) 酸化剤

- ●オキシドール

過酸化水素を 2.5〜3.5％含む水溶液で，抜歯窩，口内炎，歯肉炎などの洗浄や殺菌に用いる．血液，組織液，膿汁中に存在するカタラーゼにより分解し，発生期の酸素を生じ，酸化反応により殺菌作用を現す．さらに，その酸化作用に基づいて漂白作用，脱臭作用も現す．特に，嫌気性菌に有効である．また，発泡作用により創傷面を機械的に洗浄する．

嫌気性菌
生育に酸素を必要としない細菌のこと．これに対して，生育のために酸素を必要とする菌を，好気性菌という

(4) ハロゲンおよびハロゲン化合物

ハロゲンは，フッ素，塩素，臭素，ヨウ素，アスタチンの5元素の総称である．ハロゲンのうち，塩素とヨウ素が消毒薬として用いられる．

a 塩素および塩素化合物

塩素は，上水道やプールなどの殺菌に用いられる．水溶液中で次亜塩素酸（HOCl）を生じ，殺菌作用を現す．

- ●次亜塩素酸ナトリウム（NaOCl）（歯科用アンチホルミン®，ネオクリーナー®）

芽胞を死滅させることはできないが，それ以外の微生物に効果を現す．特に，B型・C型肝炎ウイルスおよびエイズウイルス（HIV）の消毒薬として用いる．

水と反応して生じる次亜塩素酸は，強い酸化作用による殺菌作用のほかに，強アルカリである水酸化ナトリウムによる組織溶解作用をもつことから，次亜塩素酸ナトリウムは，根管清掃剤として用いられる．歯科領域では，3〜10％次亜塩素酸ナトリウム液が根管治療に用いられている．

発泡作用による機械的清掃と中和を目的に，オキシドールと交互に用いられる．

漂白，脱臭作用もある．

欠点として，**金属を腐食**する，血液などの有機物が存在すると効果が著しく低下するなどがある．

根管内に出血がある場合には，あらかじめ洗浄を入念に行う．また，塩素の異臭が不快感を伴うことがあり，口腔内での使用には配慮が必要である．

pH，濃度，光など，さまざまな外因の影響を受けやすい．

- ●クロルヘキシジングルコン酸塩（ヒビテン®）

グラム陽性・陰性菌に対して強力な殺菌作用があり，手指，器具の消毒，創傷面の消毒に広く用いられている．

0.2％液のうがいによりプラーク抑制効果が報告されているが，粘膜適用によりショックを起こすことがあるため，日本では**口腔粘膜への適用は禁忌**である．

- トリクロサン（イルガサン DP300®，グリンス®）

人体に対して刺激性が少ない医薬部外品の殺菌消毒薬用石ケン液として，手指，皮膚の消毒に用いられている．

b　ヨウ素およびヨウ素化合物

ヨウ素は，強力な酸化作用により，細菌細胞内タンパク質を変性，破壊して，殺菌作用を現す．グラム陽性・陰性菌，ウイルス，芽胞など広範囲の微生物に対して殺菌作用をもつ．

局所の発赤，発疹，発熱など，**ヨード過敏症**を発現することがあるので，そのときは，ただちに適用を中止する．

- ヨードチンキ，希ヨードチンキ

ヨードチンキは，ヨウ素にヨウ化カリウムを加えて，消毒用エタノール液で可溶化した液体である．ヨードチンキを消毒用エタノールで2倍希釈したものが，希ヨードチンキである．ヨードチンキは強力な局所刺激作用があるので，刺激性の少ない希ヨードチンキが，手指，手術部位の皮膚消毒，口腔粘膜の消毒に広く用いられる．

ヨードチンキは劇薬に分類されるが，希ヨードチンキは普通薬に分類される．

金属腐食作用があり，器具類の消毒には用いない．歯科診療では，消毒薬としての一般的な使用法のほかに，**歯科用ヨード・グリセリン**として，歯肉や口腔粘膜，根管の消毒に用いられている．

- ヨードホルム

ヨードホルム自体は殺菌作用をもたないが，創傷面や潰瘍面の組織液，血液に触れると，徐々にヨウ素を遊離して，殺菌作用，制臭作用を現す．また，創傷面において，溶出液の分泌を抑制，肉芽組織の発育を促進する作用により創傷治癒に効果があることから，感染根管治療薬や根管充填剤に配合されている．

- ポビドンヨード（イソジン®）

ヨウ素と界面活性剤の複合体からなる有機ヨード製剤で，ヨウ素を徐々に遊離して殺菌作用を現す．ヨウ素の欠点であった皮膚，粘膜への刺激作用が少ない．手指の消毒，手術部位，創傷部位の皮膚消毒，粘膜消毒，含嗽薬として用いられる．

(5) アルコール類

アルコールは，一定濃度で菌体タンパク質に作用して，凝固・変性，脱水することにより殺菌作用を現すが，高濃度では菌体表面のタンパク凝固にとどまり，アルコールが細胞内へ入りにくくなるため，殺菌効果は減弱する．

手指や手術野の消毒，器械器具の消毒には，70％エタノール，50〜70％イソプロパノールが用いられるが，血液など有機物の存在により効果は著しく減弱する．

芽胞には無効，エンベロープをもつウイルス（エイズウイルス，インフルエンザウイルス，SARSコロナウイルス，MERSコロナウイルス，新型コロナウイルス（COVID-19）など）には有効である．

(6) アルデヒド類

アルデヒド類は，菌体タンパク質を変性して殺菌作用を現す．アルデヒド類は，芽

胞を含むすべての微生物を殺滅し，有機物の存在下でも殺菌力が低下しない，最も確実な消毒薬である．

- ホルマリン

強い刺激性のガス体であるホルムアルデヒドの35～38％水溶液である．ホルムアルデヒドガスは，酵素の不活化，タンパク質の凝固，核酸との反応などにより細菌を死滅させる．腐食作用が強力なため，皮膚や粘膜へは使用できない．器械器具や室内の消毒，歯科領域では，クレゾールと配合したものを根管消毒剤として用いる．

- パラホルムアルデヒド

ホルムアルデヒドの重合体で，ホルムアルデヒドガスを徐々に遊離して殺菌作用を現す．ホルマリンに比べて作用が緩慢であり，持続性がある．歯科領域では，覆髄剤，歯髄失活剤，歯髄乾死剤，根管充塡剤に配合して用いる．

- グルタラール（ステリハイド®，ハイドリット®）

材質を傷めにくいため，器具などで加熱滅菌できないゴム，プラスチックの消毒に用いる．腐食作用が強いため人体には使用できない．アルカリ性で殺菌作用が強くなるので，緩衝化剤を入れてpH 7.3～8.3に調整した2％溶液を使用する．調整後の液は不安定となるので，すみやかに使用する．

蒸気が粘膜を刺激するとともに，皮膚に付着すると損傷を起こすので，取り扱う際は十分に換気し，マスク，ゴーグルの着用が必要である．

(7) フェノール類

高濃度では細胞膜を傷害し，菌体タンパク質を変性・凝固させ，殺菌的に作用する．低濃度では細菌増殖に必須の酵素系を不活性化することにより，静菌的に作用する．すべての細菌に対して殺菌作用を現すが，高濃度でも芽胞やウイルスに対しては無効である．

- フェノール

フェノールは，局所刺激作用が強く，組織腐食作用を弱めるために，歯科領域では，カンフルを配合したフェノール・カンフルとして，う窩消毒，歯髄鎮静，根管消毒に用いる．カンフルにより細菌の膜を透過しやすくなり，フェノールを徐々に放出することにより，抗菌作用時間を持続させる．フェノールを皮膚に適用すると，最初は疼痛を感じるが，そのうちに感覚が鈍麻してくる．これを，疼痛性知覚麻痺という．

- クレゾール

クレゾール，植物性油，エタノール，水酸化カリウム，精製水を混合したものが，クレゾール石ケンとして器具の消毒に用いられる．特有のクレゾールの刺激臭があり，粘膜へは適用できない．歯科では，ホルマリンを混合し，ホルマリン・クレゾールとして根管消毒に用いる．

- パラクロロフェノール

フェノールより殺菌作用，腐食作用が強い．グアヤコールと配合して歯内療法薬として用いる．

- グアヤコール

刺激作用が弱く，殺菌作用，疼痛性知覚麻痺作用があり，歯内療法薬に用いる．

(8) 界面活性剤

界面活性剤は，溶液の表面張力を低下させる物質である．水溶液中で示す電荷の状態によって，陰イオン，陽イオン，両性，非イオンの4種に区別される．

a 陰イオン界面活性剤（普通石ケン）

洗浄力は強いが殺菌作用はない．

b 陽イオン界面活性剤（逆性石ケン）

陽イオン性を示す**第四級アンモニウム塩**は，界面活性作用が弱く洗浄力は劣るが，殺菌作用がある．菌体内の酵素系を阻害する，細胞膜のリン脂質に作用して膜を破壊するなど，殺菌作用を現す．一般細菌に対して強い殺菌作用を示すが，ウイルス，芽胞には効果がない．しかし，生体組織に対して傷害作用が少なく，金属腐食性もない．

- ベンザルコニウム塩化物（オスバン®），ベンゼトニウム塩化物（ハイアミン®）など

手指などの皮膚消毒，粘膜消毒，器具消毒に使用されている．血液，膿汁などの有機物の存在や，普通の石ケンとの併用により効果は著しく減弱する．

c 両性界面活性剤

分子中に陽イオンと陰イオンの両方をもつ界面活性剤である．

- アルキルジアミノエチルグリシン塩酸塩（ハイジール）

手指の消毒や，リーマー，ファイルなど，歯内療法に使用する器具の消毒に用いる．

d 非イオン界面活性剤

洗浄作用はあるが，殺菌作用はほとんどない．

(9) 揮発油類（精油類）

植物由来の芳香をもつ揮発性の油であるユージノール，チモール，カンフルやメントールなどがある．歯内療法薬，含嗽薬，歯磨剤に配合されている．

肝炎ウイルス，エイズウイルスの消毒

肝炎ウイルス（B型，C型），エイズウイルスは，おもに血液を介して感染するとされており，血液や唾液などに接する機会の多い歯科医療従事者にとって，感染予防処置を適切に行うことは重要である．そのため，患者への対応とともに，使用器具類の消毒を完全に行わなければならない．両ウイルスともに厳重な感染予防対策を行っていれば感染することはない．エイズウイルスは，肝炎ウイルスより抵抗性が弱いので，消毒は，肝炎ウイルスに準じた方法で行えば十分である．

B型・C型肝炎ウイルスは，オートクレーブで滅菌するか，消毒薬はグルタラール，次亜塩素酸ナトリウムで消毒する．人体にはポビドンヨード，ヨードチンキ，消毒用アルコールなどが使用される．

2　抗菌薬

原因療法と対症療法
抗菌薬のように原因を直接除去する目的で行う療法を原因療法という．また，炎症時の抗炎症薬や鎮痛薬の投与など，単に症状を除くための療法を対症療法という．

　抗菌薬は，細菌を直接攻撃し，殺滅または増殖を抑制して疾病を治療する化学物質である．真菌やウイルスなどの病原微生物に対する薬物は，抗真菌薬・抗ウイルス薬として取り扱う．
　抗菌薬は，生体組織に対して毒性が少なく，細菌に対して選択的に毒性を発揮する．この作用を**選択毒性**という．選択毒性の高い抗菌薬の使用が望ましい．

抗菌薬に用いられる用語

(1) 抗菌スペクトル（表5-3）
　抗菌薬は，すべての細菌に対して有効というわけではなく，ある特定の細菌に対してのみ選択的に効力を発揮する．その効力を発揮する細菌の種類の範囲を，**抗菌スペクトル**という．抗菌薬を使用する際には，原因菌の同定と，どの抗菌薬が最も有効か，薬物に対する感受性テストを行い，最適の薬物を選択することが望ましい．

(2) 耐　性
　抗菌薬に対して，最初は感受性を示していた細菌も，治療中に抵抗性を獲得して薬効が低下する場合がある．このことを，**耐性**ができたといい，耐性を獲得した細菌を，**耐性菌**とよぶ．また，ある薬物に対して耐性をもつ細菌は，化学構造の類似したほかの薬物に対しても耐性を示す．これを**交差耐性**という．

(3) 有効血中濃度（図5-2）
　抗菌薬には，殺菌作用をもつものと静菌作用をもつものがある．殺菌作用は，細菌を完全に死滅させる作用であり，静菌作用は細菌の増殖を抑制する作用で，細菌の増殖を抑制しているあいだに生体防御機構により細菌を殺滅する．したがって，静菌作用をもつ薬物を投与する際には，特に，薬物が**有効血中濃度**以上を維持するように投与しないと効果がない．抗菌薬が細菌の発育を抑える最小濃度を最小発育阻止濃度（Minimum Inhibitory Concentration：MIC）という．MICが小さいほど抗菌作用が強い．
　また，抗菌薬には，血中濃度がMIC以上となる時間が長いほど効果的な時間依存性薬（βラクタム系，マクロライド系）と，血中濃度が高いほど効果的な濃度依存性薬（ニューキノロン系，アミノグリコシド系）がある．

(4) 菌交代現象
　口腔内や消化管内は，通常，さまざまな細菌が生息して常在細菌叢を形成し，一定のバランスを保っている．抗菌薬を服用すると，常在菌のうち，特に感受性の高い菌が消失し，薬物に抵抗性をもった菌が増殖して，別の疾患を引き起こすことがある．これを，**菌交代現象**といい，**カンジダ症**や**黒毛舌**などがある．

表 5-3 おもな抗菌薬の抗菌スペクトル

抗菌薬			グラム陽性菌						グラム陰性菌									その他		
			球菌				桿菌		球菌		桿菌									
			ブドウ球菌	レンサ球菌	肺炎球菌	腸球菌	ジフテリア菌	炭疽菌	淋菌	髄膜炎菌	インフルエンザ菌	百日咳菌	サルモネラ菌	大腸菌	シトロバクター	赤痢菌	バクテロイデス	緑膿菌	マイコプラズマ	リケッチア	クラミジア
βラクタム系	ペニシリン系	ベンジルペニシリンカリウム	◯	◯	◯	◯	◯	◯	◯	◯											
		アンピシリン水和物	◯	◯	◯	◯	◯	◯	◯	◯	◯			◯	◯						
		バカンピシリン塩酸塩	◯	◯	◯				◯	◯				◯							
		アモキシシリン水和物	◯	◯	◯				◯	◯				◯							
	セフェム系	セファレキシン	◯	◯	◯		◯							◯							
		セファクロル	◯	◯	◯									◯							
		セフロキシムアキセチル	◯	◯	◯				◯	◯	◯			◯	◯	◯					
グリコペプチド系		バンコマイシン塩酸塩	◯	◯	◯	◯															
		テイコプラニン	◯	◯	◯	◯															
アミノグリコシド系		フラジオマイシン硫酸塩	◯	◯	◯									◯							
		ゲンタマイシン硫酸塩	◯	◯	◯									◯				◯			
テトラサイクリン系		テトラサイクリン塩酸塩	◯	◯	◯		◯		◯	◯	◯	◯	◯	◯	◯	◯	◯		◯	◯	◯
		ミノサイクリン塩酸塩	◯	◯	◯		◯		◯	◯	◯	◯	◯	◯	◯	◯	◯		◯	◯	◯
		ドキシサイクリン塩酸塩水和物	◯	◯	◯		◯		◯	◯	◯	◯	◯	◯	◯	◯	◯		◯	◯	◯
クロラムフェニコール系		クロラムフェニコール	◯	◯	◯		◯		◯	◯	◯	◯	◯	◯	◯	◯	◯			◯	◯
マクロライド系		エリスロマイシン	◯	◯	◯		◯					◯							◯		◯
		クラリスロマイシン	◯	◯	◯						◯	◯				◯			◯		◯
		アジスロマイシン水和物	◯	◯	◯				◯		◯	◯							◯		◯
リンコマイシン系		リンコマイシン塩酸塩水和物	◯	◯	◯		◯										◯		◯		
		クリンダマイシン	◯	◯	◯		◯										◯				
ニューキノロン系		オフロキサシン	◯	◯	◯				◯		◯		◯	◯	◯	◯		◯	◯		◯
		レボフロキサシン水和物	◯	◯	◯				◯		◯		◯	◯	◯	◯		◯	◯		◯
		トスフロキサシントシル酸塩水和物	◯	◯	◯				◯		◯		◯	◯	◯	◯		◯	◯		◯
		シタフロキサシン水和物	◯	◯	◯				◯		◯		◯	◯	◯	◯	◯	◯	◯		◯
その他		ホスホマイシン	◯								◯			◯				◯			
		ポリミキシンB硫酸塩											◯					◯			

(全国歯科衛生士教育協議会編, 大浦 清:新歯科衛生士教本 薬理学 第2版, 医歯薬出版, 2018より一部改変)

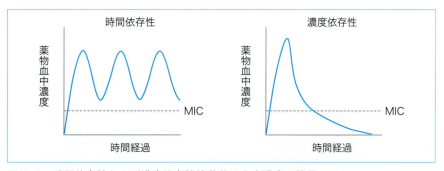

図 5-2 時間依存性および濃度依存性抗菌薬の血中濃度の推移

作用機序　抗菌薬は，次に示す作用機序により薬理作用を現す（**図 5-3**）．

(1) 細胞壁合成阻害

　細菌の細胞膜の外側には細胞壁があり，細胞の形態を保つとともに，浸透圧に抵抗する働きをもっている．細菌の細胞内浸透圧は高く，細胞壁が破壊された細菌は，細胞膜が破れ，溶菌現象を起こして死滅する．ヒトの細胞には，細胞壁がないため，**選択毒性が高く**，副作用は少ない．

- βラクタム系，グリコペプチド系，ホスホマイシン

細胞壁の構成成分であるペプチドグリカンの合成を阻害する．

(2) 細胞膜傷害

　細胞膜を傷害し，膜の透過性を変える．細胞内の各種イオン，アミノ酸，タンパク質などを細胞外に漏出させて，抗菌作用を現す．また，ヒトの細胞にも細胞膜があり，細胞膜傷害作用をもつ薬物の選択毒性は低く，ヒトの細胞も傷害を受けやすい．

- ポリペプチド系

グラム陰性菌の細胞膜を傷害する．

(3) タンパク質合成阻害

　細菌のタンパク合成は，基本的には動物と同様，細胞質内のリボソームでアミノ酸からつくられる．すなわち，遺伝情報を担っている DNA からメッセンジャー RNA（mRNA）に写しとり，これが，リボソーム上で転位 RNA（tRNA）によってアミノ酸を結合して，タンパク質を合成する．タンパク質の合成が阻害されると，細菌はや

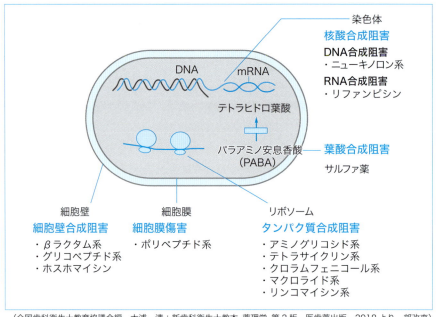

（全国歯科衛生士教育協議会編，大浦　清：新歯科衛生士教本 薬理学 第 2 版，医歯薬出版，2018 より一部改変）

図 5-3　抗菌薬の作用機序

がて死滅してしまう．

- アミノグリコシド系，テトラサイクリン系，クロラムフェニコール系，マクロライド系，リンコマイシン系

リボソームと結合し，タンパク合成を阻害する．

(4) 核酸合成阻害

- ニューキノロン系

DNA の複製あるいは合成を阻害する．

- リファンピシン

細菌の RNA 合成を阻害する．

(5) 葉酸合成阻害

ある種の細菌は，細胞分裂の際に，必須補酵素である葉酸の合成にパラアミノ安息香酸（PABA）を必要とする．

- サルファ薬

PABA と類似の構造をもっており，PABA と競合的に拮抗して，機能のない葉酸類似の化合物となり，葉酸合成，すなわち細菌の分裂増殖を阻害する．

ヒトは生体内で葉酸を合成できず食物より摂取するため，サルファ薬は，ヒトでの代謝を妨げることはない．

副作用　抗菌薬を投与した場合，表 5-4 に示すような副作用が発現することがある．

分　類　抗菌薬の分類を表 5-5 に示す．

おもな抗菌薬

(1) βラクタム系抗菌薬

a　ペニシリン系抗菌薬

1928 年，フレミングにより，青カビから発見された最初の抗菌薬がペニシリンである．現在では，改良が行われ，多くの合成ペニシリンが開発された．細菌の細胞壁合成を阻害して，殺菌的に作用する．

殺菌力が強く，副作用も少ないため，歯科領域でも広く用いられている．

- ベンジルペニシリンカリウム（ペニシリン G）

天然ペニシリンであり，グラム陽性球菌，グラム陽性・陰性桿菌，スピロヘータ，放線菌に抗菌作用を現す．胃酸に分解されやすいため，経口投与できない．注射薬として用いる．

- 耐性ブドウ球菌用ペニシリン

ペニシリンが，治療に広く用いられるのに伴い，ペニシリンを分解するペニシリナーゼを産生するブドウ球菌が出現した．これに対して，ペニシリナーゼに分解されにくいクロキサシリンなどが合成された．

- 広域ペニシリン

グラム陽性・陰性菌に抗菌作用を現す広範囲のスペクトルをもった**アンピシリン水**

表 5-4 抗菌薬の副作用

副作用		抗菌薬
薬物アレルギー		βラクタム系, アミノグリコシド系, テトラサイクリン系, クロラムフェニコール系
血液障害	再生不良性貧血	クロラムフェニコール系
	顆粒球減少症 血小板減少症 溶血性貧血	βラクタム系, クロラムフェニコール系, サルファ薬
消化器障害	偽膜性大腸炎	βラクタム系, テトラサイクリン系, リンコマイシン系
肝障害		テトラサイクリン系, マクロライド系, サルファ薬
腎障害		βラクタム系, アミノグリコシド系, ポリペプチド系
中枢神経障害	第VIII脳神経障害（聴覚障害）	アミノグリコシド系
	けいれん	ニューキノロン系
光線過敏症		テトラサイクリン系, ニューキノロン系
歯の着色・エナメル質形成障害		テトラサイクリン系

和物（ビクシリン®）や，アモキシシリン水和物（サワシリン®）などが開発された．その後，内服後の吸収性に優れたアンピシリン水和物のプロドラッグであるバカンピシリン塩酸塩（ペングッド®）が開発され，歯科領域で広く使用されている．また，緑膿菌に有効なピペラシリンナトリウム（ペントシリン®）なども開発された．

b セフェム系抗菌薬

ペニシリン系と同様，分子構造にβラクタム環をもっており，βラクタム系抗菌薬と総称される．作用機序は，細菌細胞壁の合成を阻害し，殺菌的に作用する．広い抗菌スペクトルをもち，グラム陽性・陰性菌に有効である．

最初に，糸状菌からセファロスポリンCが分離されたが，抗菌力が弱いため，その後，多くの半合成化合物が開発された．セフェム系抗菌薬は，経口用と注射用があり，第一世代から第四世代に分類される．

　第一世代：グラム陽性菌，大腸菌，肺炎桿菌，プロテウス属に抗菌力を現すもの
　第二世代：プロテウス属，エンテロバクター属，シトロバクター属および抗菌力が
　　　　　　増強されたもの
　第三世代：グラム陽性菌に対して抗菌力は劣るが，セラチア属や緑膿菌にまで抗菌
　　　　　　スペクトルが拡大されたもの
　第四世代：黄色ブドウ球菌や緑膿菌にも抗菌力があり，βラクタマーゼに対しても
　　　　　　分解を受けにくいもの

第三世代の繁用により，現在，院内感染の問題となっている**MRSA（メチシリン耐性黄色ブドウ球菌）**の出現を招いたとされる．

表 5-5　抗菌薬の分類

殺菌性抗菌薬	βラクタム系	ペニシリン系	ペニシリン製剤，耐性ブドウ球菌用ペニシリン，広域ペニシリン（アンピシリン水和物，バカンピシリン塩酸塩，アモキシシリン水和物）
		セフェム系	第一世代（セファレキシン，セファクロル，セファゾリンナトリウム） 第二世代（セフロキシムアキセチル，セフメタゾールナトリウム） 第三世代（ラタモキセフナトリウム，セフカペンピボキシル塩酸塩水和物，セフジトレンピボキシル，セフテラムピボキシル）
		カルバペネム系	メロペネム水和物，ドリペネム水和物
		モノバクタム系	アズトレオナム
		ペネム系	ファロペネムナトリウム水和物
	グリコペプチド系		バンコマイシン塩酸塩，テイコプラニン
	ホスホマイシン		ホスホマイシンカルシウム水和物，ホスホマイシンナトリウム
	ポリペプチド系		ポリミキシンB硫酸塩，コリスチンメタンスルホン酸ナトリウム
	アミノグリコシド系		ストレプトマイシン硫酸塩，カナマイシン硫酸塩，ゲンタマイシン硫酸塩，アミカシン硫酸塩，アルベカシン硫酸塩
	ニューキノロン系（ピリドンカルボン酸系）		オフロキサシン，トスフロキサシントシル酸塩水和物，ロメフロキサシン塩酸塩，レボフロキサシン水和物，シタフロキサシン水和物
静菌性抗菌薬	テトラサイクリン系		テトラサイクリン塩酸塩，ミノサイクリン塩酸塩，ドキシサイクリン塩酸塩水和物
	クロラムフェニコール系		クロラムフェニコール
	マクロライド系		エリスロマイシン，クラリスロマイシン，アジスロマイシン水和物
	リンコマイシン系		リンコマイシン塩酸塩水和物，クリンダマイシン
	サルファ薬（スルホンアミド類）		スルファジメトキシン，スルファメトキサゾール・トリメトプリム

(2) グリコペプチド系抗菌薬

●バンコマイシン塩酸塩，テイコプラニン

　バンコマイシン塩酸塩は，細胞壁合成阻害作用をもち，殺菌作用を現すが，グラム陽性菌に対してのみ作用し，グラム陰性菌には無効である．

　MRSAに対する第一選択薬として使用されている．

(3) ホスホマイシン

●ホスホマイシンカルシウム水和物（ホスミシン®），ホスホマイシンナトリウム

　細胞壁合成阻害作用をもち，グラム陽性球菌，陰性桿菌に有効である．緑膿菌，ペニシリン耐性ブドウ球菌，腸管出血性大腸菌（O-157など）にも有効である．

(4) ポリペプチド系抗菌薬

　細菌の細胞膜障害により，殺菌的に作用するが，腎毒性，神経毒性が強い．

- ポリミキシンB硫酸塩，コリスチンメタンスルホン酸ナトリウム

　グラム陰性菌に対して抗菌作用を示す．

(5) アミノグリコシド系抗菌薬

　タンパク質合成阻害により抗菌作用を現し，グラム陽性・陰性菌，結核菌など，広範囲の抗菌スペクトルをもっている．しかし，嫌気性菌には無効である．

- ストレプトマイシン硫酸塩，カナマイシン硫酸塩，ゲンタマイシン硫酸塩，アミカシン硫酸塩（アミカシン硫酸塩®），アルベカシン硫酸塩（ハベカシン®）

　いずれも消化管からの吸収が悪いため，注射薬として投与される．

　副作用として，**第Ⅷ脳神経障害（耳鳴り，難聴）**，腎障害がある．

- フラジオマイシン硫酸塩（デンターグル含嗽用散®）

　歯科領域では，抜歯や口腔内の術後感染の防止に含嗽用で用いる．

(6) ニューキノロン系抗菌薬（ピリドンカルボン酸系合成抗菌薬）

　合成技術の進歩により，多くのピリドンカルボン酸系薬剤が開発され，発売されている．従来から使用されているセフェム系や，ほかの抗菌薬により引き起こされる耐性菌出現により，ピリドンカルボン酸系薬剤の使用頻度が増加している．

- オフロキサシン（タリビッド®），トスフロキサシントシル酸塩水和物（オゼックス®，トスキサシン®），ロメフロキサシン塩酸塩（バレオン®），レボフロキサシン水和物（クラビット®），シタフロキサシン水和物（グレースビット®）などがある．

　ピリドンカルボン酸系薬剤の作用機序は，細菌のDNAの複製を促進するジャイレースという酵素を阻害して，殺菌的に抗菌作用を現す．第一世代のナリジクス酸は，グラム陽性菌に対する抗菌作用が弱いため，適用範囲が限定されていたが，グラム陽性菌まで抗菌スペクトルが拡大された第三世代のオフロキサシンなどが開発された．

　これらの薬物は，従来の抗菌薬と比べて重篤な副作用が少なく，歯科領域での感染症に対して殺菌的な抗菌作用を発揮するため，最近では適用が増加してきている．

　副作用として，おもに，悪心，嘔吐，下痢などの消化器障害，**光線過敏症**や発疹などの皮膚障害および，めまい，頭痛，けいれんなどの中枢神経系の障害が報告されている．特に，**非ステロイド性抗炎症薬（NSAIDs）と併用したときに，けいれん発作を起こす**ことがあり，注意を要する．

　また，現在のところ，**小児や妊婦に対しては安全性が確認されていないため，使用は禁忌である**．

　オフロキサシンおよびロメフロキサシン塩酸塩は，**アルミニウムまたはマグネシウム配合の制酸薬と併用すると吸収が低下し，効力が減弱する**．

(7) テトラサイクリン系抗菌薬

- テトラサイクリン塩酸塩（アクロマイシン®）

　グラム陽性・陰性菌，マイコプラズマ，トレポネーマ，クラミジア，リケッチアに至る，きわめて広い抗菌スペクトルをもつため，広範囲に使用されてきた．その結果，

最近では耐性菌が増加し，耐性菌の少ないミノサイクリン塩酸塩（ミノマイシン®）やドキシサイクリン塩酸塩水和物（ビブラマイシン®）が用いられている．

細菌のタンパク質合成阻害により，静菌的に抗菌作用を現す．

副作用として，菌交代現象によるカンジダ症や黒舌症，**歯・骨など硬組織への着色**，光線過敏症による皮膚の色素沈着を起こす．また，Ca^{2+}，Mg^{2+}などの二価の金属イオンを含んだもの（牛乳や制酸薬など）と一緒に併用すると，キレート結合して消化管からの吸収が抑制される．

歯科領域では，パスタ，トローチ，デンタルコーンなどに配合して局所的に用いるとともに，歯周ポケット内徐放性製剤としてミノサイクリン塩酸塩歯科用軟膏（ペリオクリン歯科用軟膏®）が歯周炎の治療に用いられる．

(8) クロラムフェニコール系抗菌薬

- クロラムフェニコール（クロロマイセチン®）

テトラサイクリン系と並ぶ広い抗菌スペクトルを有しており，タンパク質合成阻害により，静菌的に抗菌作用を現す．歯科領域では，根管消毒剤に配合して用いる．副作用として，血液障害（**再生不良性貧血**）がみられる．

(9) マクロライド系抗菌薬

大きな環状構造を有するためマクロライド系とよばれ，14～16員環のものがある．グラム陽性・陰性球菌，グラム陽性桿菌，マイコプラズマなどに有効である．また，嫌気性菌にも効果がある．

- 14員環のエリスロマイシン（エリスロシン®），クラリスロマイシン（クラリス®，クラリシッド®），ロキシスロマイシン（ルリッド®），15員環のアジスロマイシン水和物（ジスロマック®），16員環のスピラマイシン酢酸エステル（アセチルスピラマイシン®）などがある．

細菌のタンパク質合成を阻害し，静菌的に作用する．歯科領域の多くの感染症やマイコプラズマ肺炎に用いる．副作用は比較的少ないが，消化器障害，肝障害などがある．

(10) リンコマイシン系抗菌薬

- リンコマイシン塩酸塩水和物（リンコシン®），クリンダマイシン（ダラシン®）

マクロライド系と類似の抗菌スペクトルをもち，グラム陽性・陰性菌，嫌気性菌に効果がある．副作用として，**偽膜性大腸炎**がある．

(11) サルファ薬（スルホンアミド類）

サルファ薬は，細菌感染症の全身治療薬として最初に使用された抗菌薬である．グラム陽性・陰性菌などに有効であるが，スピロヘータ，リケッチア，ウイルスには無効である．

スルファジメトキシンがシロップ剤として，スルファメトキサゾール・トリメトプリムの合剤が経口薬として用いられている．

3　抗真菌薬

真菌感染症には，表在性真菌症と，深在性真菌症がある．真菌感染症に用いる薬物を**表 5-6** に示す．歯科領域では，**口腔カンジダ症**の治療薬として，イミダゾール系のミコナゾールゲル（フロリードゲル®）やポリエンマクロライド系のアムホテリシンBシロップ（ファンギゾンシロップ®）が使用される．

真菌に対して殺滅あるいは増殖抑制作用を発揮するが，一般細菌に対して抗菌作用はない．

表 5-6　真菌感染症と抗真菌薬（製品名）

表在性真菌症	クロトリマゾール（エンペシド），ミコナゾール（オラビ・フロリード）
深在性真菌症	アムホテリシンB（ファンギゾン）フルシトシン（アンコチル），フルコナゾール（ジフルカン），イトラコナゾール（イトリゾール）

4　抗ウイルス薬

代表的なウイルス感染症と，用いる薬物を**表 5-7** に示す．

表 5-7　ウイルス感染症と抗ウイルス薬（製品名）

B型肝炎	ラミブジン（エピビル）
C型肝炎	リバビリン（レベトール）
単純ヘルペス，帯状疱疹	アシクロビル（ゾビラックス），ビダラビン（アラセナーA）
サイトメガロ感染症	ガンシクロビル（デノシン）
A型インフルエンザ	アマンタジン塩酸塩（シンメトレル）
A型・B型インフルエンザ	オセルタミビルリン酸塩（タミフル），ザナミビル水和物（リレンザ），ラニナミビルオクタン酸エステル水和物（イナビル）
エイズ	ジドブジン（レトロビル），ラミブジン（エピビル），ドラビリン（ピフェルトロ），リトナビル（ノービア），ダルナビルエタノール付加物（プリジスタ），ドルテグラビル・ラミブジン配合（ドウベイト）

復習 ○×

☐ 1. 病原微生物だけでなく，すべての微生物を殺滅させることを，滅菌という．
☐ 2. 消毒薬には，血液，膿汁など有機物の存在下で効力が減弱されるものがある．
☐ 3. フェノール係数が大きい薬物ほど殺菌力が強い．
☐ 4. オキシドールは，過酸化水素を10%含む水溶液である．
☐ 5. グルタラールは，芽胞をもつ細菌に効果がある．
☐ 6. 消毒用エタノールは，エイズウイルスの消毒に有効である．
☐ 7. 金属器具の消毒には，次亜塩素酸ナトリウムを用いる．
☐ 8. 口腔粘膜の消毒には，クロルヘキシジングルコン酸塩を用いる．
☐ 9. 希ヨードチンキは劇薬である．
☐ 10. 普通石ケンと逆性石ケンは，併用すると効果が増す．
☐ 11. グルタラールは，肝炎ウイルスの消毒に有効である．
☐ 12. 抗菌薬は，選択毒性が高いものを用いる．
☐ 13. 感染症の原因療法には，抗菌薬を用いる．
☐ 14. 抗菌薬の服用による菌交代現象により黒毛舌を生じることがある．
☐ 15. セフェム系抗菌薬の抗菌作用は，細菌の細胞壁合成阻害による．
☐ 16. ペニシリン系抗菌薬は，アナフィラキシーショックを起こすことがある．
☐ 17. クロラムフェニコール系抗菌薬は，再生不良性貧血を起こすことがある．
☐ 18. リンコマイシン系抗菌薬は，偽膜性大腸炎を起こすことがある．
☐ 19. アミノグリコシド系抗菌薬は，聴覚障害を起こすことがある．
☐ 20. マクロライド系抗菌薬は，肝障害を起こすことがある．
☐ 21. ニューキノロン系抗菌薬によるけいれんの副作用が報告されている．
☐ 22. 抗菌薬で出血傾向がみられるのは，ビタミンC欠乏による．
☐ 23. 成人がテトラサイクリン系抗菌薬を服用すると，歯の着色を起こすことがある．
☐ 24. βラクタム系抗菌薬は，静菌性に作用する．
☐ 25. テトラサイクリン系抗菌薬は，牛乳で服用すると吸収が低下する．
☐ 26. ニューキノロン系抗菌薬は，妊婦への使用で安全性が確立している．
☐ 27. ニューキノロン系抗菌薬は，アルミニウム配合制酸剤と併用すると薬効が減弱する．
☐ 28. 口腔カンジダ症の治療には，アムホテリシンBを用いる．
☐ 29. インフルエンザウイルス感染症の治療には，アシクロビルを用いる．

Answer
1. ○ 2. ○ 3. ○ 4. ×(2.5〜3.5%) 5. ○ 6. ○ 7. ×(用いない) 8. ×(口腔粘膜への適用は禁忌) 9. ×(希釈することで普通薬に分類) 10. ×(減弱する) 11. ○ 12. ○ 13. ○ 14. ○ 15. ○ 16. ○ 17. ○ 18. ○ 19. ○ 20. ○ 21. ○ 22. ×(ビタミンK) 23. ×(歯胚形成期に服用すると) 24. ×(殺菌性) 25. ○ 26. ×(確立されていない) 27. ○ 28. ○ 29. ×(用いない)

6　悪性腫瘍に用いる薬物

到達目標　①悪性腫瘍に用いる薬物の作用機序，適応症，副作用を説明できる

　悪性腫瘍は，細胞が自律的に増殖を続ける．発育が速く，発生臓器を破壊し，転移を起こすことがあり，個体を死に至らせる．悪性腫瘍は，上皮細胞の性質のあるがんと，非上皮性細胞（間葉系細胞など）の性質のある肉腫に分類される．白血病やリンパ腫などは，造血系細胞に由来するが，広義には肉腫に含まれる．

　歯科領域では扁平上皮がんが悪性腫瘍の大部分を占めており，舌，歯肉や頬粘膜などに発生する．そのため，口腔内の検診などでは口腔粘膜の異常などを早期に発見することが大切である．

1　抗がん薬（抗悪性腫瘍薬）

白金製剤

架橋
高分子の間に原子や塩基が橋のように結合し網目構造を形成すること

● シスプラチン
作用機序：DNA に作用する薬物で，DNA に結合したあと鎖間で架橋を形成して DNA の合成を阻害する．
適応症：頭頸部がん，卵巣腫瘍，子宮頸がん，前立腺がん
副作用：口内炎，骨髄抑制，消化管出血

アルキル化薬

● シクロホスファミド水和物
作用機序：DNA に作用する薬物で，DNA の複製を阻害する．
適応症：肺がん，卵巣がん，悪性リンパ腫
副作用：口渇，消化性潰瘍，骨髄抑制

抗生物質

● ブレオマイシン塩酸塩
作用機序：DNA に作用する薬物で，DNA 合成を阻害する．また，DNA を切断する作用もある．
適応症：頭頸部がん，卵巣腫瘍，悪性リンパ腫
副作用：口内炎，口角炎，間質性肺炎

● マイトマイシン C
作用機序：DNA に作用する薬物で，G_1期から S 期にかけて感受性が高く，DNA と結合後，DNA 鎖間で架橋を形成して，DNA 複製を阻害する．
適応症：頭頸部腫瘍，乳がん，胃がん，慢性骨髄性白血病，子宮頸がん
副作用：口内炎，悪心・嘔吐，肺線維症

葉酸代謝拮抗薬

● メトトレキサート
作用機序：ジヒドロ葉酸還元酵素の働きを阻害して，細胞増殖を抑制する．

One Point Lecture　細胞周期

細胞周期は，細胞が増殖する際にみられ，G_1期，S期，G_2期，M期の4期に分けられる．
　G_1期：DNA合成準備期
　S期：DNA合成期
　G_2期：分裂準備期
　M期：分裂期
また，細胞が増殖を停止する際にはG_0期（静止期）へ移行する．抗がん薬（メトトレキサート，マイトマイシンCなど）には，細胞周期に特異的に作用するものがある．

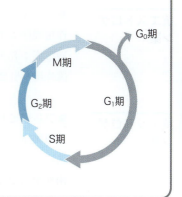

　　適応症：慢性骨髄性白血病，慢性リンパ性白血病
　　副作用：口内炎，骨髄抑制，肝不全

プリン代謝拮抗薬

●メルカプトプリン水和物
作用機序：Thioinosinic acid（TIMP）に変換されて，リボヌクレオチドの生合成を阻害する．
　　適応症：慢性骨髄性白血病
　　副作用：潰瘍性口内炎，骨髄抑制，肝障害

ピリミジン代謝拮抗薬

●フルオロウラシル
作用機序：チミジル酸合成酵素を抑制してDNA合成を阻害する作用と，リボソームRNA形成を阻害する．
　　適応症：乳がん，胃がん，卵巣がん，子宮頸がん
　　副作用：重篤な口内炎，間質性肺炎，消化性潰瘍
●テガフール
作用機序：代謝によりフルオロウラシルへと変換されて作用する．
　　適応症：頭頸部がん，乳がん，胃がん
　　副作用：重篤な口内炎，肝硬変

タキサン類

●パクリタキセル
作用機序：紡錘体の機能を障害して細胞分裂を阻害し，作用する．
　　適応症：乳がん，胃がん，卵巣がん，子宮頸がん
　　副作用：口内炎，歯肉炎，肝機能障害

ビンアルカロイド類

●ビンクリスチン硫酸塩
作用機序：紡錘体の機能を障害して細胞分裂を阻害し，作用する．
　　適応症：白血病，悪性リンパ腫

副作用：口内炎，肝機能障害

抗エストロゲン薬

● タモキシフェンクエン酸塩
作用機序：エストロゲンと競合的に結合して，抗乳がん作用を現す．
適応症：乳がん
副作用：肝機能異常，血栓塞栓症

抗アンドロゲン薬

● フルタミド
作用機序：アンドロゲン受容体へアンドロゲン結合を阻害して，作用する．
適応症：前立腺がん
副作用：口渇，肝障害

分子標的治療薬

● イマチニブメシル酸塩
作用機序：慢性骨髄性白血病の原因であるBCR-ABLチロシンキナーゼを選択的に阻害して，作用する．
適応症：慢性骨髄性白血病
副作用：歯周炎，口内炎，骨髄抑制

● セツキシマブ（遺伝子組換え）
作用機序：腫瘍細胞におけるEGFR（上皮成長因子受容体）を介したシグナル伝達系を阻害し，作用する．
適応症：頭頸部がん
副作用：口内炎，口唇炎，間質性肺炎

One Point Lecture　適応症・副作用に記されている疾患

間質性肺炎（同義語：肺線維症）
　肺胞の壁や周辺に炎症が起こり，肺胞から酸素が取り込めなくなり呼吸が苦しくなる．症状が進行して肺が線維化し，硬くなる状態をいう．
　症状としては，息切れや空咳，また，発熱がある．

慢性骨髄性白血病
　フィラデルフィア染色体が生じ，BCR遺伝子とABL遺伝子よりBCR-ABL融合タンパクがつくられ，骨髄球系細胞が異常増殖した造血器腫瘍である．
　イマチニブメシル酸塩はBCR-ABLチロシンキナーゼを選択的に阻害し，慢性骨髄性白血病の治療薬として作用する．

悪性リンパ腫
　リンパ組織由来の腫瘍の総称．免疫担当細胞であるリンパ球とその前駆細胞の腫瘍で，腫瘤形成性がみられる疾患である．

フィラデルフィア染色体
9番目と22番目の染色体が入れ替わり，つなぎ合いできる染色体

復習 ○×

- [ ] 1. シスプラチンは，抗がん薬である．
- [ ] 2. ブレオマイシン塩酸塩は，DNAの合成を阻害する．
- [ ] 3. フルオロウラシルは，葉酸代謝拮抗薬である．
- [ ] 4. メトトレキサートは，抗アンドロゲン薬である．
- [ ] 5. タモキシフェンクエン酸塩は，エストロゲンと競合的に結合して，抗乳がん作用を現す．
- [ ] 6. シクロホスファミド水和物は，ピリミジン代謝拮抗薬である．
- [ ] 7. フルタミドは，抗アンドロゲン薬である．
- [ ] 8. セツキシマブは，分子標的治療薬である．

Answer
1. ○ 2. ○ 3. ×（ピリミジン代謝拮抗薬） 4. ×（葉酸代謝拮抗薬） 5. ○ 6. ×（アルキル化薬）
7. ○ 8. ○

7 免疫調節に用いる薬物

到達目標
①免疫抑制薬の種類，作用機序，適応症，副作用を説明できる
②免疫賦活薬の種類，作用機序，適応症，副作用を説明できる

　免疫系は，細菌などの生物感染や抗原物質の体内侵入，また，体内の異常変異細胞（がん細胞など）に対して不活化，除去する生体の防御システムである．

　免疫には，自然免疫と獲得免疫がある．

　自然免疫は，生まれながらに備わっている防御機構である．マクロファージなどが役割を担っており，感染初期の防御反応として重要である．

　獲得免疫は，生まれたときには備わっておらず，後天的に獲得される．最初の抗原に対する反応を記憶し，再度同じ抗原に暴露されたときは短時間で反応を起こす．

1　免疫抑制薬

> **サイトカイン**
> 細胞間で細胞の増殖や分化，細胞死や治癒などの情報伝達を行うタンパク質の総称
> 免疫作用や抗悪性腫瘍・抗ウイルス作用をもつ

● シクロスポリン

作用機序：T細胞活性化シグナル伝達に重要なカルシニューリンの活性を阻害し，インターロイキン（IL）-2などのサイトカインの産生を抑制する．

適応症：腎臓移植や肝移植など臓器移植による拒絶反応の抑制，ネフローゼ症候群，ベーチェット病

副作用：腎障害，肝障害，歯肉肥厚

● タクロリムス水和物

作用機序：カルシニューリン阻害薬であり，シクロスポリンと同様にIL-2などのサイトカインを抑制し，免疫抑制作用を現す．

適応症：腎臓移植や肝移植など臓器移植による拒絶反応の抑制，重症筋無力症，関節リウマチ

副作用：急性腎不全，口内炎，口渇

● グスペリムス塩酸塩

作用機序：細胞傷害性T細胞の成熟・増殖，および活性化B細胞の増殖・分化を抑制する．

適応症：腎移植後の拒絶反応の治療

副作用：血液障害（白血球減少，血小板減少など），呼吸抑制

● シクロホスファミド水和物

作用機序：腫瘍細胞のDNA合成を阻害する．

適応症：急性白血病や慢性骨髄性白血病などにおける造血幹細胞移植の前治療

副作用：肝機能障害，悪心・嘔吐，骨髄抑制，口渇

● アザチオプリン

作用機序：プリンヌクレオチドの生合成阻害（核酸合成阻害）による免疫抑制

適応症：腎臓移植や肝移植など臓器移植による拒絶反応の抑制

副作用：再生不良性貧血，ショック様症状（悪寒など），口内炎
- バシリキシマブ（モノクロナール抗体などの生物学的製剤）

作用機序：異種抗原に対する免疫を減弱する．

適応症：腎移植後の急性拒絶反応の抑制

副作用：急性過敏症反応（発疹，呼吸困難など），感染症（肺炎，敗血症など）

2 免疫賦活薬

- 人免疫グロブリン

作用機序：本剤の作用機序の詳細は明らかではないが，抗体活性やオプソニン効果がある．

適応症：無または低グロブリン血症，麻疹やポリオなどの予防と症状軽減

副作用：ショック，過敏症

- インターフェロンガンマ-1a（遺伝子組換え）

作用機序：腫瘍細胞に直接作用し，細胞増殖の抑制作用とNK細胞活性と抗体依存性細胞傷害活性を増強する．

適応症：腎がん

副作用：間質性肺炎，ショック，口内炎

- テセロイキン

作用機序：細胞傷害性の高いキラー細胞を誘導し，腫瘍を障害する．また，B細胞やマクロファージに結合して免疫を賦活する．

適応症：血管肉腫，腎がん

副作用：体液貯留，うっ血性心不全，口腔乾燥，口腔内アフタ

復習 ○ ×

- [ ] 1. 人免疫グロブリンは，免疫抑制薬である．
- [ ] 2. シクロスポリンは，免疫賦活薬である．
- [ ] 3. タクロリムス水和物は，臓器移植による拒絶反応の抑制に用いる．

Answer
1. ×（免疫賦活薬）　2. ×（免疫抑制薬）　3. ○

8 腐食薬および収れん薬

到達目標
①腐食薬の種類と作用を説明できる
②収れん薬の種類と作用を説明できる

　腐食薬は，局所組織の深部にまで作用して，タンパク質を凝固・沈殿し，組織や細胞を破壊・壊死させる．止血や象牙質知覚過敏症などに臨床応用される．
　収れん薬は，適用組織のタンパク質と反応し，水分や体液に対して不溶性のタンパク質の薄い被膜を形成する．
　腐食薬と収れん薬の作用は，本質的には変わらないが，タンパク質への作用が適度であれば収れんとなり，作用が強力で組織表層にとどまらず，深部の組織や細胞を破壊する場合は，腐食となる．

1　腐食薬

作　用

a　腐食作用
- 硝酸銀

タンパク質を沈殿，凝固させる．

- ヒ素化合物（三酸化ヒ素）

細胞の原形質に作用して細胞の代謝を障害する．

b　殺菌作用
細菌細胞を破壊して殺菌作用を現す．

c　制臭作用
微生物の分解産物などと結合し，制臭作用を現す．

d　止血作用
タンパク質の凝固・沈殿により止血作用を現す．

おもな腐食薬

(1) 酸類・強アルカリ類
　塩酸や硫酸および乳酸などがあり，タンパク質を凝固・溶解する作用がある．また，強アルカリとして水酸化ナトリウム，水酸化カルシウムがあり，タンパク質を溶解する作用をもつ．これら酸類と強アルカリは今日の歯科臨床ではほとんど使用されない．

(2) 重金属塩
- タンパク質と結合して凝固・変性させる．
- 同じ金属でも，解離度の大きいものは腐食作用が強く，解離度の小さいものは収れん作用を示す．
- 歯科臨床では使用頻度は低いが，硝酸銀は，象牙質知覚過敏症やアフタ性口内炎に用いることがある．
- 硝酸銀を使用したあとは，飽和食塩水で中和する必要がある．

(3) ヒ素化合物（三酸化ヒ素，亜ヒ酸）

細胞へは原形質毒として作用し，組織を破壊する．以前，歯科臨床では歯髄失活剤として使用されていたことがある．

2 収れん薬

作用

a 収れん作用
適用部位のタンパク質に作用して表層に薄い被膜を形成し，外部からの刺激に対して保護する．

b 止血作用
適用部位の毛細血管の収縮と，血漿タンパク質の凝固により止血作用を現す．

c 消炎作用
血管の収縮や滲出液の抑制により消炎的に作用する．

おもな収れん薬

● タンニン酸アルブミン
腸管に至って膵液よりタンニン酸を遊離し，タンニン酸の全腸管に対する緩和な収れん作用により，止瀉作用（下痢止め）を現す．

● 酸化亜鉛
タンパク質と結合して緩和な収れん作用を現す．歯科臨床では，酸化亜鉛ユージノールセメントとして仮封をかねて歯髄の鎮静・鎮痛に用いられる．

● 硫化アルミニウムカリウム水和物
アルミニウム可溶性塩で収れん，止血，防腐作用を現す．歯科臨床では，口内炎などの口腔洗浄に 0.3〜1％液を含嗽剤として用いる．

● 塩化アルミニウム
止血効果を現す．歯科臨床では，セチルピリジニウム塩化物水和物とリドカイン塩酸塩の合剤として使用され，歯肉縁下の支台形成や窩洞形成時，または印象採得時の歯肉圧排による出血や口腔粘膜損傷の小出血の止血に用いる．

復習 ○×

☐ 1. 腐食作用には，タンパク質の凝固・沈殿などがある．
☐ 2. 腐食薬には，腐食作用と殺菌作用や止血作用などがある．
☐ 3. 硝酸銀は，腐食薬である．
☐ 4. 収れん薬には，収れん作用と止血作用などがある．
☐ 5. 酸化亜鉛には，腐食作用がある．
☐ 6. 硫化アルミニウムカリウム水和物は，腐食薬である．
☐ 7. 塩化アルミニウムは，止血効果を現す．
☐ 8. タンニン酸アルブミンは，収れん薬である．

Answer
1.○ 2.○ 3.○ 4.○ 5.×（収れん作用） 6.×（収れん薬） 7.○ 8.○

9 歯内療法に用いる薬物

到達目標　①歯・歯髄疾患に用いる薬物の薬理作用，作用機序，副作用を説明できる

　歯内療法は，歯の硬組織と歯髄および根尖歯周組織に対して予防や治療を行い，審美性や咀嚼機能を維持するために歯を保存することを目的とした治療法である．

1　う窩消毒剤，歯髄鎮静・鎮痛剤

（1）フェノール製剤
- 液状フェノール

フェノールには，消毒・殺菌・局所鎮痛・消炎・制腐作用がある．

- フェノール・カンフル

カンフルを融合すると，水に溶けにくく，組織に対する腐食性が軽減される．

- フェノール・チモール

チモールは，フェノールより強い殺菌作用がある．また，防腐作用，鎮痛作用がある．

- キャンホフェニック

作用は，フェノール・カンフルと同様である．

（2）フェノール誘導体製剤
- グアヤコール

消毒・鎮静・鎮痛・消炎作用がある．

- パラクロロフェノール・グアヤコール

パラクロロフェノールの消毒・殺菌作用と，グアヤコールの鎮静・鎮痛・消炎作用を併せもつ薬剤

- パラクロロフェノール・カンフル

パラクロロフェノールとカンフルの合剤で，鎮静・鎮痛作用をもつ．

- クレオソート

鎮静・鎮痛作用がある．

> パラクロロフェノール・カンフル
> camphorated parachlorophenol
> CMCP，CPC，CPCP

（3）揮発油合剤
- ユージノール製剤

鎮静・鎮痛作用がある．酸化亜鉛ユージノールセメントとして仮封を兼ねて用いられる．

- その他

ユージノールを80％以上含むチョウジ油などがある．

2　象牙質知覚過敏症治療剤

　象牙質知覚過敏症は，露出した象牙質に刺激が加わると一過性の疼痛が生じる．そのため，刺激を遮断し疼痛の発生を防御する薬物を使用する．

(1) フッ化ジアンミン銀
　象牙細管を狭窄し閉塞できるが，歯質が黒から黒褐色へ変色するため審美性が失われる．

(2) フッ化ナトリウム製剤
　適用により象牙細管の狭窄と閉塞がみられる．また，2％フッ化ナトリウム溶液を，イオン導入法により象牙質の深部へ到達させる方法もある．

(3) その他
　8％塩化亜鉛を用いたイオン導入法が行われていた．また，シュウ酸カリウムを主剤とした薬物の塗布がある．

3　間接覆髄（間接歯髄覆罩）剤

間接覆髄法　　間接覆髄法は，う蝕や窩洞形成などにより菲薄となった健康象牙質に対して，間接覆髄剤を用いて外来刺激から歯髄を防ぎ，第二象牙質の形成を促進させて歯髄を保護する治療法である（図9-1）．

用いる薬物

(1) 酸化亜鉛ユージノール
　鎮静・鎮痛作用があり，酸化亜鉛ユージノールセメントとして間接覆髄剤に用いられる．

(2) 水酸化カルシウム製剤
　修復象牙質の形成促進作用がある．操作性を向上させた剤品が使用されている．

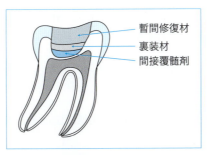

図9-1　間接覆髄

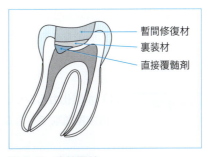

図9-2　直接覆髄

4　直接覆髄（直接歯髄覆罩）剤

直接覆髄法　　直接覆髄法は，外傷や窩洞形成時の偶発露髄に際し，露髄面に覆髄剤を貼付し，歯髄の安静とデンティンブリッジの形成を促し，歯髄を保護する治療法である（図9-2）．

用いる薬物

（1）水酸化カルシウム製剤

殺菌作用とデンティンブリッジの形成促進作用がある．滅菌精製水などで練和してペースト状に適用する．あらかじめペースト剤にした製品もある．

MTA
mineral trioxide aggregate

（2）その他

近年，硬組織形成と封鎖性を有するMTAセメントが用いられるようになった．

5　暫間的間接覆髄剤

暫間的間接覆髄法（IPC法）

IPC
indirect pulp capping

深在性う蝕のある生活歯で，軟化象牙質を除去時に露髄の恐れがある場合に適応される．

治療は，歯髄に近接した軟化象牙質を残存させたまま覆髄を行い，再石灰化と修復象牙質の形成後，罹患象牙質を除去する．

用いる薬物

（1）水酸化カルシウム製剤

殺菌作用とデンティンブリッジの形成促進作用がある．滅菌精製水などで練和してペースト状に適用する．あらかじめペースト剤にした製品もある．

（2）タンニン・フッ化物合剤（HY剤）配合カルボキシレートセメント

抗菌・抗う蝕・石灰化促進作用により，残存した感染象牙質に再石灰化が誘導される．

6　生活断髄剤

生活断髄法　　生活断髄法は，病変のある歯冠部歯髄を取り除き，歯根部歯髄を生活状態で保存する治療法である．生活断髄剤により断髄面におけるデンティンブリッジの形成を促進させる．

用いる薬物

（1）水酸化カルシウム製剤

直接覆髄剤でもある水酸化カルシウム製剤を生活断髄剤として使用する．

FC
formalin cresol,
formocresol

(2) ホルマリン・クレゾール（ホルムクレゾール：FC）

乳歯の生活断髄剤として使用される．FC は根管消毒剤でもある（現在はあまり使用されていない）．

7　根管清掃剤，根管拡大補助剤

根管清掃剤

根管内の有機物や汚染物質などを，リーマーやファイルなどを用いて機械的な清掃で取り除く際，根管清掃をより確実に容易にする薬物である．

(1) 次亜塩素酸ナトリウム

・強力な有機質溶解作用と殺菌作用がある．
・日本薬局方では，歯科用アンチホルミンとして次亜塩素酸ナトリウム（NaClO）3.0～6.0 w/v％を含むとされている．
・周囲組織に漏洩させたり，衣服に付着させないように厳重に注意する．
・気密容器で密栓し，冷暗所で保管する．

(2) オキシドール

・オキシドールを適用すると，組織や細菌のカタラーゼにより発生期の酸素が生じ，殺菌作用を現す．
・過酸化水素水（H_2O_2）2.5～3.5 w/v％を含む．

EDTA
ethylenediamine-
tetraacetic acid

(3) エチレンジアミン四酢酸（EDTA）

・Ca^{2+} とキレート結合し，象牙質を脱灰する．
・EDTA 溶液は，根管拡大・根管形成時に形成されるスミヤー層を除去する作用もある．
・脱灰作用があるため，周囲の歯への付着に注意する．

根管消毒剤

抜髄処置や，細菌に汚染された感染根管治療が行われた根管に対して消毒を行う．

(1) アルデヒド系およびフェノール系化合物の合剤

●クレゾール製剤

ホルマリン・クレゾールもしくはホルムクレゾールが使用されており，FC と略される．ホルマリンは，ホルムアルデヒドガスを発生し，強力な殺菌作用を現す．クレゾールを配合することにより，歯質への浸透性を向上させる．組織刺激性が強いため，口腔粘膜などに付着しないように注意する．

●パラクロロフェノール製剤

殺菌，鎮静と鎮痛および消毒作用を現す．また，組織刺激性が強いため軟組織に付着しないように注意する．

(2) パラホルムアルデヒド製剤

持続的な殺菌作用があり，根管消毒および残存歯髄の失活に用いる．ジブカイン塩酸塩とグアヤコールが配合された剤品が市販されている．

(3) ヨウ素製剤

- ヨードチンキ

代表的なヨウ素製剤であり，歯内療法ではヨードチンキにエタノールを加えた希ヨードチンキの使用頻度が高い．

- 歯科用ヨード・グリセリン，ヨード・グリセリン

ヨウ素の殺菌消毒作用があり，配合されている硫酸亜鉛には，収れん作用と消炎作用がある．

(4) 抗菌薬

以前はクロラムフェニコールが使用されていたが，現在は販売が中止された．

(5) 水酸化カルシウム製剤

- 水酸化カルシウムは強アルカリ性（pH 12.4 前後）で，水に溶けにくい白色粉末である．
- 細菌の内毒素（リポ多糖，LPS）を不活化する作用がある．
- 生理食塩水で練和し，ペースト状にして根管内に使用する．ペースト状の製品も市販されている．

LPS
lipopolysaccharide

根管充塡剤

根管充塡は，根管の清掃拡大後に無菌となった根管を閉塞する処置である．根管充塡剤は，根管と根尖周囲組織の感染経路を遮断し，緊密に閉鎖するために用いる．

(1) 半固形充塡材

ガッタパーチャ系は，圧接により変形する性状をもち，化学的・物理的に安定で，組織に対する親和性を備えている．ほかには，リアルシールポイントも緊密な根管充塡が行えるとされている．

(2) 固形充塡材

- シルバーポイント（銀ポイント）

金属であるためエックス線不透過性が強く，Ag^+の極微動作用による細菌活動の抑制作用がある．ただし，金属のため根管壁への圧接は不可能である．

- プラスチックポイント

ポリプロピレン樹脂製のポイントが市販されている．化学的・物理的に安定し，組織親和性もあるが，根管壁への圧接は行えない．

(3) 糊　　剤

- ヨードホルム製剤

血清などに溶け，徐々に分解してヨウ素を遊離することにより殺菌作用を現すと考えられている．

- 水酸化カルシウム製剤

水酸化カルシウムを主剤とし，根尖部の骨性瘢痕治癒をはかる．

- パラホルムアルデヒド製剤

組織刺激性が強く，使用頻度は低下している．

(4) 根管シーラー

半固形充填材など根管壁との密着性に乏しい根管充填材を用いる際，封鎖性を向上させるために用いる．

- 酸化亜鉛ユージノール系

シーラーとして，粉末は酸化亜鉛で，液剤はユージノールを主成分としている．エックス線造影性のため，硫酸バリウムが配合されている．

- 水酸化カルシウム系

根尖部における骨性瘢痕治癒をはかるため，水酸化カルシウムが配合されている．

- ガッタパーチャ系

クロロパーチャとユーカパーチャがある．

- レジン系

ポリビニルレジン系とモノメタクリレート系がある．

復習 ○ ×

- [ ] 1. フェノール・カンフルは，歯髄鎮静・鎮痛剤として用いる．
- [ ] 2. グアヤコールには，消毒・鎮静・鎮痛・消炎作用がある．
- [ ] 3. 酸化亜鉛ユージノールは，間接覆髄剤として用いる．
- [ ] 4. 水酸化カルシウム製剤は，直接覆髄剤としても使用する．
- [ ] 5. 酸化亜鉛ユージノールは，デンティンブリッジの形成促進作用がある．
- [ ] 6. 次亜塩素酸ナトリウムには，強力な脱灰作用がある．
- [ ] 7. EDTA には，有機質溶解作用がある．
- [ ] 8. パラホルムアルデヒド製剤は，根管消毒剤に用いる．
- [ ] 9. 根管シーラーとして，クロロパーチャとユーカパーチャがある．
- [ ] 10. ヨードホルム製剤は，根管充填剤に用いる．

Answer
1. ○　2. ○　3. ○　4. ○　5. ×（鎮静・鎮痛作用）　6. ×（有機質溶解作用）　7. ×（脱灰作用）
8. ○　9. ○　10. ○

Memo

10 歯周病に用いる薬物

到達目標
①歯周病の治療に用いる薬物の薬理作用，作用機序，副作用を説明できる
②洗口薬について説明できる

歯周組織は，歯肉，歯根膜，歯根セメント質および歯槽骨からなる．歯は，この歯周組織により支えられている．また，歯周組織は，咀嚼によって歯に加わる力を分散させたり，咬合圧を感知する機能をもっている．

1 歯周病と薬物

歯や歯周ポケットに**細菌性プラーク**が沈着し，その結果，炎症症状が起こったものを，歯周病といい，おもに，**歯肉炎**と**歯周炎**に分類される．

日本人の歯周病の罹患率は非常に高く，歯周炎が進行すると，歯の脱落につながることから，大きな問題となっている．

歯肉炎は，歯肉縁上にある細菌性プラークにより歯肉組織に限局した炎症がみられるが，歯根膜や歯槽骨には変化のないものをいう．このように，歯肉炎は，一般的に細菌性プラークがおもな原因となることが多い．

歯周炎は，歯肉炎と同様に歯肉組織に炎症症状がみられるが，歯肉炎との違いは，歯根セメント質と周囲組織をつなぐ結合組織線維の破壊により，歯根が周囲組織との付着を失っていることである．この付着の喪失によって生じた歯根と周囲組織との間にできた空隙を，**歯周ポケット**という（図10-1）．

歯肉炎および歯周炎の治療では，細菌性プラークを除去することが最も重要である．そのためには，歯ブラシやスケーリング・ルートプレーニングによる機械的除去が必須である．その後，補助的に薬物が併用されることがある．

歯周病の治療には，歯肉炎の治療に用いる薬物，歯周炎の治療に用いる薬物，歯周外科手術後に用いる薬物が用いられる．

歯肉炎に用いる薬物

細菌性プラークは，多くの細菌叢と菌体外多糖で形成されるバイオフィルムからなるため，薬物が浸透しにくく，効きにくい．そのため，すでに付着したプラークを歯ブラシなどで機械的に除去し，その後，新たに形成されるプラークを阻止する目的で薬物が用いられる．

●クロルヘキシジン塩酸塩

クロルヘキシジン塩酸塩を洗口剤として用いた場合には，プラークの付着が抑制されることから，プラークコントロールのための薬物として有効であるとされている．しかし，粘膜洗浄時にアナフィラキシーショックが起きたことが報告されたため，現在，国内ではプラークコントロールに有効な濃度で使用することはできない．

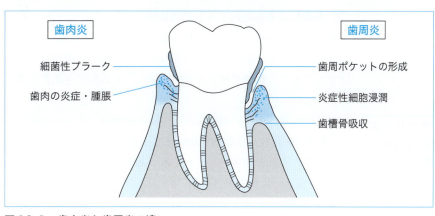

図10-1　歯肉炎と歯周炎の違い

- ベンザルコニウム塩化物，セチルピリジニウム塩化物水和物（陽性石ケン），トリクロサン（非イオン系の抗菌薬）

医薬部外品の歯磨剤，洗口剤に含有されている．

歯周炎に用いる薬物

歯周ポケット内の歯肉縁下プラークは，歯ブラシでは十分に除去することができない．そのため，歯科医師または歯科衛生士によるスケーリング・ルートプレーニングによる機械的な除去によってプラークコントロールを行う．その後，補助的な役割として，薬物を用いることがある．

(1) 抗菌薬

a　全身投与

- ペニシリン系，セフェム系，マクロライド系，ニューキノロン系

抗菌薬の使用による耐性菌の出現や副作用などの有害性を考慮すると，ほとんどの場合，用いるべきではない．例外として歯周膿瘍を伴う歯周炎の急性期には，外科的に膿瘍を切開，排膿させたあと，抗菌薬および消炎鎮痛薬を全身投与することがある．

b　歯周ポケット内への局所投与

歯周ポケット内に注入された薬物は，歯周ポケット内の滲出液や唾液によりすぐ洗い流されてしまう．そこで，歯周ポケット内にとどまり，徐放性をもつ薬物が開発された（**LDDS**）．

徐放性
時間をかけて薬物を放出すること

LDDS
local drug delivery system

- ミノサイクリン塩酸塩（ペリオクリン歯科用軟膏®，ミノサイクリン塩酸塩歯科用軟膏®）

LDDSを利用した製剤．テトラサイクリン系抗菌薬であるミノサイクリン塩酸塩をマイクロカプセルの中に封入し，歯周ポケット内で，徐々に放出され，洗い流されることなく，1週間程度ポケット内に留置しておくことが可能である．そのため，その期間は，有効濃度を維持することができる．

テトラサイクリン系抗菌薬に過敏症状の既往のある患者には使用できない．

（2）薬液による歯周ポケット内の洗浄

- ポビドンヨード，オキシドールなど

洗浄筒（シリンジ）と先端が鈍な洗浄針を用いて歯周ポケット内に薬液を注入，洗浄することで，歯周ポケット内を清掃し，その環境を改善することを期待する．

歯周外科手術後に用いる薬物

創面の保護，止血，過剰な肉芽組織の増殖抑制などの目的で，歯周外科手術終了後に，創面に硬化性の包帯剤を用いることがある．現在用いられている歯周包帯剤には，ユージノール系と非ユージノール系がある．

a　ユージノール系歯周包帯剤
- 酸化亜鉛とチョウジ油の合剤

b　非ユージノール系歯周包帯剤
- 酸化亜鉛，カルボン酸とチモールの合剤

復習 ○ ×

- [ ] 1. 細菌性プラークには薬物が浸透しやすく，効きやすい．
- [ ] 2. 細菌性プラークは，機械的に除去しなくても，薬物のみで十分なプラークコントロールが可能である．
- [ ] 3. 歯周病の治療には，歯周ポケット内にとどまり，徐放性をもつ薬物が用いられる．
- [ ] 4. LDDSを利用した製剤として，ミノサイクリン塩酸塩を含有した歯科用軟膏がある．
- [ ] 5. 歯周病治療薬のミノサイクリン塩酸塩は，歯周ポケット内に局所投与される．
- [ ] 6. 現在，国内で洗口剤として用いられているクロルヘキシジン塩酸塩の濃度は，プラークコントロールに有効である．
- [ ] 7. 細菌性のプラークコントロールには，抗菌薬の全身投与が積極的に行われる．
- [ ] 8. 急性歯周炎には，抗菌薬の全身投与を行うことがある．
- [ ] 9. 歯周包帯剤には，ユージノール系と非ユージノール系がある．

Answer
1. ×（浸透しにくく，効きにくい）　2. ×（機械的除去が必要）　3. ○　4. ○　5. ○
6. ×（有効ではない）　7. ×（行わない）　8. ○　9. ○

11 口腔粘膜疾患に用いる薬物

到達目標
①口腔粘膜疾患の原因と薬物療法を理解する
②口腔粘膜疾患に用いる代表的な薬物を理解する

口腔粘膜表面に肉眼的な変化がみられる疾患群を，口腔粘膜疾患とよんでいる．
ウイルス感染による**ヘルペス性口内炎や口唇ヘルペスには抗ウイルス薬の投与**，カンジダアルビカンスによる感染症である**口腔カンジダ症には抗真菌薬の投与**など，原因が明らかな口腔粘膜疾患に対しては原因療法が行われる．しかし，**再発性アフタ性口内炎**など，原因が明らかではない疾患も多い．また，病変の経時的な変化が多様であるため，**対症療法として**ステロイド含有軟膏の塗布や非ステロイド性抗炎症薬（NSAIDs）が投与されることも多い．

口腔粘膜疾患の病変は，**二次感染によって症状が増悪する場合があり，治療上，口腔ケアが重要**である．

カンジダ
アルビカンス
Candida albicans

1 口腔粘膜疾患と薬物

口腔粘膜に生じる病変は，白斑，紅斑，紫斑，丘疹，水疱，びらん，潰瘍，結節，腫瘤，萎縮のいずれかである．しかし，これらの病変は，咀嚼などの機械的刺激によって変化する．

発症原因が明確な細菌，ウイルスおよび真菌感染などであれば，抗菌薬，抗ウイルス薬，抗真菌薬を投与する．また，自己免疫疾患やアレルギー性疾患ではステロイド性抗炎症薬の投与を行う．潰瘍形成などによる疼痛に対する対症療法として，NSAIDsの投与，また，二次感染を起こした場合には，抗菌薬の投与なども行う．

なお，広範囲にびらんや潰瘍を形成している場合には，口腔衛生状態を保つことがむずかしく，二次感染によって症状の悪化がみられる場合がある．そのため，含嗽薬の投与を行う．

(1) 単純ヘルペスウイルス感染症（単純疱疹）

単純ヘルペスウイルス1型（HSV-1）の感染により，ヘルペス性口内炎や口唇ヘルペスを生じる．初感染は小児期に多く，その多くは症状が現れない不顕性感染である．HSV-1は体内に潜伏し，全身状態が不良時に口唇粘膜皮膚移行部に小水疱として発現し，再発する．

単純ヘルペスウイルス
Herpes simplex virus

a ヘルペス性口内炎（疱疹性口内炎）

発熱，全身倦怠感とともに，口腔粘膜全体に多数の小水疱を生じる．摂食障害，口臭を伴う．抗ウイルス薬の内服あるいは静脈内投与（点滴）を行う．安静とともに，栄養補給や輸液による全身管理が必要になる場合もある．

b 口唇ヘルペス（口唇疱疹）

紫外線や疲労などの誘因により赤唇部に疼痛を感じ，次に，赤唇と皮膚の移行部に

直径 1〜3 mm の周囲に発赤を伴う水疱を生じる．
- アシクロビル，ビダラビン（抗ウイルス薬）…軟膏による局所塗布
- 非ステロイド性抗炎症薬（NSAIDs）…痛みに対して

（2）口腔カンジダ症

真菌のなかのカンジダ属，特に，カンジダアルビカンスという口腔常在菌による**日和見感染**である．容易に除去できる白斑が特徴的である．免疫機能低下をきたす要因として，ステロイド性抗炎症薬や抗菌薬の長期投与，抗がん薬の使用，エイズウイルス（HIV）感染症などがある．また，義歯装着時の口腔衛生の不良も発症の原因となる．
- ミコナゾール含有軟膏（イミダゾール系抗真菌薬），アムホテリシン B シロップ（ポリエンマクロライド系抗真菌薬）

> **日和見感染**
> ヒトの免疫機能が低下したとき，常在細菌や，潜伏していた病原微生物が活性化し，感染症を発症する．

（3）口腔扁平苔癬

慢性炎症を伴う線状，網状，レース様の白斑がみられる．自己免疫疾患といわれるが，原因は明らかではない．
- ステロイド性抗炎症薬
  軟膏による局所塗布を行う．

（4）白板症

ぬぐっても除去できない白色の板状，あるいは斑状の角化性病変で，**前がん病変**とされる．ビタミン A 製剤の投与が行われることがあるが，催奇形性があるため，妊婦には禁忌である．

（5）アフタ性口内炎，再発性アフタ性口内炎

痛みを伴う潰瘍性（アフタ）病変を形成する．定期的または不定期に再発を繰り返す場合がある．原因は不明である．
- ステロイド性抗炎症薬
  軟膏による局所塗布を行う．
- 含嗽薬

（6）黒毛舌

舌背部の糸状乳頭の角化層が伸びて毛状になり，色素産生細菌の産生する黒〜黄褐色の色素が沈着した状態がみられる．
- 含嗽薬

2　口腔粘膜疾患に用いる口腔用薬

口腔用軟膏
a　抗炎症作用を有するもの
● デキサメタゾン，トリアムシノロンアセトニド，ヒドロコルチゾンなど
消炎作用があり，再発性アフタ性口内炎や口腔扁平苔癬に使用される．長期使用によって，口腔カンジダ症が発生することがある．
b　抗菌作用を有するもの
細菌感染を伴った病変には，テトラサイクリン系抗菌薬を配合したものが用いられる．
● ミコナゾール含有軟膏（抗真菌薬）
口腔カンジダ症に用いる．
c　抗ウイルス作用を有するもの
● アシクロビル，ビダラビン含有軟膏
口唇ヘルペスなどの病変に塗布する．

付着錠　噴霧薬
a　ステロイド含有付着錠
アフタ性口内炎，再発性アフタ性口内炎などの小さな孤立性の病変に，ステロイド薬であるトリアムシノロンアセトニド含有の付着錠を用いる．病変を覆うため，刺激を遮断する効果もある．
b　ステロイド含有噴霧薬
広範囲の病変には，ステロイド薬であるベクロメタゾンプロピオン酸エステル含有の噴霧薬を用いる．

トローチ剤
口中で徐々に溶解させて，口腔あるいは咽頭に持続的に作用する．
a　抗菌作用をもつもの
● テトラサイクリン塩酸塩含有
b　消炎作用をもつもの
● アズレンスルホン酸ナトリウム水和物含有
c　殺菌消毒作用をもつもの
● セチルピリジニウム塩化物水和物，デカリニウム塩化物含有

含嗽薬
a　消炎作用を有するもの
● アズレンスルホン酸ナトリウム水和物
アフタ性口内炎，再発性アフタ性口内炎など，潰瘍性病変に対して刺激が少ない．
b　消毒作用を有するもの
● ポビドンヨード，ベンゼトニウム塩化物
黒毛舌など，口腔衛生状態の改善が必要な場合に用いる．

3　口腔ケア

　口腔粘膜疾患の治療において口腔ケアは重要である．潰瘍などを伴った場合には，ブラッシングの刺激による疼痛が生じるため，口腔衛生状態を保つことがむずかしく，二次感染によって症状が悪化することがある．

　また，口腔衛生状態を保つことが再発性アフタ性口内炎の再発の予防につながるといわれている．そのため，患者自身のホームケアの指導に加え，歯科衛生士によるプロフェッショナルケアが不可欠となる．

復習 ○×

☐　1. 口唇ヘルペスの水疱には，抗ウイルス薬含有の軟膏を局所投与する．
☐　2. 殺菌消毒作用をもつトローチ剤には，セチルピリジニウム塩化物水和物がある．
☐　3. 口腔カンジダ症には，ステロイド性抗炎症薬が第一選択薬である．
☐　4. 口腔扁平苔癬には，抗真菌薬の投与が有効である．
☐　5. 白板症には，ビタミンAの全身投与を行う場合がある．
☐　6. 再発性アフタ性口内炎の再発予防には，含嗽薬による口腔ケアを行う．
☐　7. 黒毛舌には，抗ウイルス薬含有の軟膏塗布を行う．
☐　8. アズレンスルホン酸ナトリウム水和物は，消炎作用を有する含嗽薬である．
☐　9. トリアムシノロンアセトニドは，ステロイド性抗炎症薬である．
☐　10. ミコナゾールは，抗真菌薬である．

Answer
1. ○　2. ○　3. ×（抗真菌薬）　4. ×（ステロイド性抗炎症薬）　5. ○　6. ○
7. ×（含嗽薬による口腔ケア）　8. ○　9. ○　10. ○

12 う蝕予防に用いる薬物

到達目標 ①う蝕予防に用いるフッ化物を理解する
②フッ化物の局所応用について，方法，種類，濃度を理解する

う蝕予防には**フッ化物**が最もよく用いられる．日本では，**フッ化物配合歯磨剤**による歯磨きや，**フッ化物洗口**によるセルフケア，**歯科医師や歯科衛生士によるフッ化物歯面塗布**，**フッ化物洗口**など，プロフェッショナルケアが行われている．

1 フッ化物

フッ素（F）は，原子番号9，原子量19のハロゲン族の元素で，気体である．地球上では17番目に多く存在している．特に，日本人がよく摂取する緑茶，魚介類，海藻類などに多く含まれている．う蝕予防には，フッ素単体ではなく，フッ化ナトリウム，フッ化第一スズ，リン酸酸性フッ化ナトリウム溶液などのフッ化物が使用される．

吸収・分布・代謝・排泄

経口的に摂取されたフッ化物は，おもに小腸から吸収される．吸収されたフッ化物は，歯や骨などの硬組織に沈着しやすい．沈着しなかったフッ化物は，すみやかに尿中へ排泄されるが，一部は唾液腺，汗腺，乳腺，消化管からも排泄される．

2 フッ化物のう蝕予防への適用

全身応用と局所応用に分けられる．日本では，フッ化物の毒性に対する問題もあり，おもに局所応用が行われている．

全身応用

水道水フロリデーション
water fluoridation

(1) 水道水フロリデーション

約60か国が水道水へのフッ化物添加（0.6〜1 ppm）を行っている．日本では，過去には行われたことがあるが，現在は実施されていない．なお，日本の水道水基準では，フッ化物濃度は0.8 ppm以下と規制されている．

(2) その他

フッ化物を食塩やミルクなどに添加したものやフッ化物を含む錠剤などがある．

局所応用（表12-1）

(1) 歯面塗布

歯科医師，またはその指導下で歯科衛生士が行う．

- 2%フッ化ナトリウム（NaF）溶液

年間1〜2回塗布する．腐食作用があるので，できるだけ口腔粘膜に触れないよう注意する．

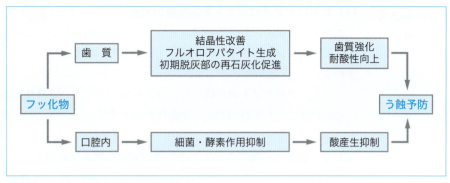

図 12-1　フッ化物のう蝕予防機序

表 12-1　う蝕予防のためのフッ化物局所応用

方　法	用いられるフッ化物	フッ素濃度（ppm）
フッ化物洗口（毎日法）	0.05〜0.1% フッ化ナトリウム溶液	225〜450
フッ化物洗口（週1回法）	0.2% フッ化ナトリウム溶液	900
フッ化物歯面塗布	2% フッ化ナトリウム溶液 リン酸酸性フッ化ナトリウム（APF）溶液 8% フッ化第一スズ溶液	9,000 9,000 19,400
フッ化物配合歯磨剤	モノフルオロリン酸ナトリウム フッ化ナトリウム	1,500 以下

● 8% フッ化第一スズ（SnF_2）溶液

1年間に1度でよい．ただし，スズイオンの収れん作用により歯を着色させるので，注意が必要である．

APF 溶液
acidulated phosphate fluoride solution

● リン酸酸性フッ化ナトリウム（APF）溶液

年1回の塗布でよい．

● フッ化ジアンミン銀

う蝕の発生予防としてではなく，発生したう蝕の進行抑制として応用される．フッ化ジアンミン銀は歯を黒く変色させ，歯肉に為害作用があるため，注意が必要である．

(2) フッ化物溶液による洗口

幼児（3歳以上）・学童を対象とした，個人あるいは集団でのう蝕予防法である．0.05〜0.2% フッ化ナトリウム溶液を用いる．毎日法では 0.05〜0.1% フッ化ナトリウム，週1回法では 0.2% フッ化ナトリウムの濃度で用いる．

フッ化ナトリウムは化学的に安定で，ポリエチレン容器に入れておけば長期間保存できる．しかし，**ガラスを腐食するので，ガラス瓶には保存できない**．

MFP
sodium monofluorophosphate
Na_2PO_3F

(3) フッ化物配合歯磨剤

配合されるフッ化物は，モノフルオロリン酸ナトリウム（MFP）やフッ化ナトリウムである．

フッ化物のう蝕予防機序（図12-1）

(1) ヒドロキシアパタイトの結晶性の改善

エナメル質は，大部分がヒドロキシアパタイトの結晶からなる．フッ素イオンが，このヒドロキシアパタイトの水酸基と置換して，耐酸性のフルオロアパタイトが形成される．

フルオロアパタイトの生成，ヒドロキシアパタイトの結晶性の向上，ならびに再石灰化の促進により歯質の強化と耐酸性が向上する．

(2) フッ化物の抗酵素作用による口腔内細菌の酸産生抑制

口腔内では，口腔細菌・酵素作用の抑制により歯を脱灰する酸産生の低下が起こる．

3 フッ化物の毒性

(1) 急性中毒

成人の場合には，フッ化ナトリウム 250 mg で発現し，嘔吐，腹痛，けいれんなど，一般に薬物中毒でみられる症状を伴う．急性中毒に対しては，カルシウム製剤の投与を行う．

(2) 慢性中毒

歯のフッ素症（斑状歯）や骨硬化症が生じる．

復習 ○ ×

- □ 1. う蝕予防に用いるフッ化物は，おもにフッ化ナトリウムである．
- □ 2. フッ化物によるう蝕予防の全身的応用法には，水道水フロリデーションがある．
- □ 3. フッ化物の歯面塗布法は，う蝕予防のためのセルフケアの1種である．
- □ 4. フッ化物の歯面塗布法には，0.2％フッ化ナトリウム溶液を用いることが多い．
- □ 5. フッ化物洗口法は，学校など集団でのう蝕予防に用いることができる．
- □ 6. フッ化物洗口法の毎日法では，2％フッ化ナトリウム溶液で洗口することが多い．
- □ 7. フッ化物配合歯磨剤にはモノフルオロリン酸ナトリウムが含まれる．
- □ 8. フッ化物によってヒドロキシアパタイトの結晶性が向上する．
- □ 9. フッ化物による急性中毒時には，カルシウム製剤を投与する．
- □ 10. フッ化物による慢性中毒として斑状歯があげられる．

Answer
1. ○　2. ○　3. ×（プロフェッショナルケア）　4. ×（2％）　5. ○　6. ×（0.05～0.1％）
7. ○　8. ○　9. ○　10. ○

参考文献

1　石井邦雄，坂本謙司：はじめの一歩の薬理学，羊土社，2020
2　石田　甫，大浦　清 ほか編：歯科薬理学 第5版，医歯薬出版，2005
3　伊豆津宏二 ほか編：今日の治療薬2024，南江堂，2024
4　一戸達也：院内勉強会のためのワークブック 医療安全ワンポイント31-Key Questionによる要点整理，ヒョーロン・パブリッシャーズ，2015
5　伊藤正男，井村裕夫，高久史麿 編：医学大辞典 第2版，医学書院，2009
6　今井　正，宮本英七 監：標準薬理学 第7版，医学書院，2015
7　浦部晶夫，太田　健 ほか編：今日の処方 改訂第5版，南江堂，2013
8　大浦　清 編：コアリーダー歯科薬理学，学建書院，2002
9　大浦　清，戸苅彰史 監：ポイントがよくわかるシンプル歯科薬理学 第3版，永末書店，2023
10　勝海一郎，興地隆史ほか編：歯内治療学 第5版，医歯薬出版，2018
11　加藤有三，篠田　壽 監：現代歯科薬理学 第5版，医歯薬出版，2012
12　金子　讓 監：歯科麻酔学 第7版，医歯薬出版，2011
13　斎藤　厚，江崎孝行，那須　勝 編：標準感染症学 第2版，医学書院，2004
14　坂上　宏，二藤　彰 ほか編：解る！ 歯科薬理学 第2版，学建書院，2015
15　坂本春生，一戸達也，岸本裕充 編：Q&A 歯科のくすりがわかる本 2014，医歯薬出版，2013
16　鈴木　肇 ほか：南山堂医学大辞典 第20版，南山堂，2015
17　清野　裕 ほか：糖尿病，55：7，2012 https://www.jstage.jst.go.jp/article/tonyobyo/55/7/55_485/_pdf （2024.6.18最終アクセス）
18　清野　裕 日本語版監：ハーバード大学テキスト 病態生理に基づく臨床薬理学，メディカル・サイエンス・インターナショナル，2006
19　全国歯科衛生士教育協議会 監：最新歯科衛生士教本 疾病の成り立ち及び回復過程の促進3 薬理学，医歯薬出版，2012
20　全国歯科衛生士教育協議会 監：歯科衛生学シリーズ 疾病の成り立ち及び回復過程の促進3 薬理学，医歯薬出版，2023
21　全国歯科衛生士教育協議会 編：新歯科衛生士教本薬理学 第2版，医歯薬出版，2018
22　高久史麿，矢崎義雄 監：治療薬マニュアル2016，医学書院，2016
23　田上順次，千田　彰 ほか：保存修復学21 第4版，永末書店，2011
24　田中千賀子，加藤隆一，成宮　周 編：NEW薬理学 改訂第7版，南江堂，2017
25　谷口省吾，渋谷　鉱，嶋田昌彦：歯科治療に関連した全身的偶発症について―郡市区歯科医師会に対する偶発症 アンケート調査報告―，日本歯科医師会雑誌，63（12）：55-59，2011
26　筒井健夫：歯科薬物療法学 第7版，一世出版，2020
27　筒井健機：歯科薬物療法学 第5版，一世出版，2015
28　中原　泉，藤井一維編：常用歯科辞典 第4版，医歯薬出版，2016
29　中村　洋，須田英明 ほか：歯内療法学 第4版，医歯薬出版，2012
30　日本糖尿病学会編：糖尿病診療ガイドライン2019，南江堂，2019
31　日本動脈硬化学会編：動脈硬化性疾患予防のための脂質異常症診察ガイド 2018年版，日本動脈硬化学会，2018
32　NPO法人 日本むし歯予防フッ化物協会 編：日本におけるフッ化物製剤10版，口腔保健協会，2016
33　野元正弘，渡邉裕司 ほか監：薬がみえる vol.1 第2版，メディックメディア，2021
34　柳田俊彦 編：薬の基本とはたらきがわかる薬理学，羊土社，2023

35　厚生労働省：生活習慣病予防のための健康情報サイト（2024.6.18最終アクセス）
https://www.e-healthnet.mhlw.go.jp/information/metabolic/m-05-002.html

https://www.e-healthnet.mhlw.go.jp/information/dictionary/metabolic/ym-029.html
https://www.e-healthnet.mhlw.go.jp/information/dictionary/metabolic/ym-037.html
https://www.e-healthnet.mhlw.go.jp/information/dictionary/metabolic/ym-038.html
https://www.e-healthnet.mhlw.go.jp/information/dictionary/metabolic/ym-045.html
https://www.e-healthnet.mhlw.go.jp/information/dictionary/metabolic/ym-061.html
https://www.e-healthnet.mhlw.go.jp/information/dictionary/metabolic/ym-085.html
https://www.e-healthnet.mhlw.go.jp/information/dictionary/food/ye-012.html
https://www.e-healthnet.mhlw.go.jp/information/teeth/h-03-012.html

36 医薬品医療機器総合機構：医療用医薬品 添付文書等情報検索（2024.6.18 最終アクセス）
https://www.pmda.go.jp/PmdaSearch/iyakuSearch/

索 引

あ

アカシジア 74
アカルボース 93
悪性腫瘍 140
悪性リンパ腫 142
アゴニスト 22
アザチオプリン 144
亜酸化窒素 48, 68
アシクロビル 138, 161, 162
アジスロマイシン水和物 137
アスコルビン酸 106
アスピリン 86, 107, 118
　喘息 119
アズレンスルホン酸ナトリウム水和物 162
アセチルコリン 54, 58
アセチルコリンエステラーゼ 58
アセトアミノフェン 120
アテノロール 57
アドヒアランス 42
アドレナリン 54, 55, 86, 102
アドレノクロム製剤 106
アトロピン硫酸塩水和物
　　　　　47, 60, 69, 70, 85
アナフィラキシーショック 44
アフタ性口内炎 161
アミド型局所麻酔薬 98
アミノ安息香酸エチル 100
アミノグリコシド系抗菌薬
　　　　　　　　46, 136
アムホテリシンB 138, 161
アモキシシリン水和物 134
アラキドン酸 115
アルギン酸ナトリウム 105
アルツハイマー治療薬 73
アルブミン 32
アレルギー反応 77
アレンドロン酸ナトリウム水和物 95
アロプリノール 95
安全域 21
アンタゴニスト 24
アンピシリン水和物 133

い

イオンチャネル 25
イコサペント酸エチル 94
胃酸 89
イソフルラン 68
イソプレナリン塩酸塩 56
イソプロパノール 127
イソプロピルアンチピリン 120
依存 41, 111
痛み 110
胃腸障害 118
一般作用 19
一般用医薬品 6
イトラコナゾール 107
イブプロフェン 118
イマチニブメシル酸塩 142
医薬品 6
医薬品医療機器等法 5
医薬品情報 42
医薬部外品 7
医療機器 7
医療用医薬品 6
インターフェロンガンマ-1a 145
インドメタシン 51, 118

う

う窩消毒剤 148
う蝕予防 164
ウロキナーゼ 107

え

エイズウイルス 129
エステル型局所麻酔薬 98
エストラジオール 95
エゼチミブ 94
エタノール 127
エチドロン酸二ナトリウム 95
エチレフリン塩酸塩 85
エチレンジアミン四酢酸 151
エデト酸カルシウムナトリウム水和物 26
エドキサバントシル酸塩水和物 107

エトスクシミド 72
エフェドリン塩酸塩 57
エリスロマイシン 137
エルカトニン 96
エルデカルシトール 96
塩化アルミニウム 105, 147
塩基性非ステロイド性抗炎症薬 119
炎症 114

お

オーラルジスキネジア 74
オキシドール 126, 151, 158
オピオイド受容体 111
オフロキサシン 136

か

界面活性剤 129
下顎孔伝達麻酔法 102
化学的拮抗 49
過換気発作 84
覚せい剤 9
覚せい剤取締法 9
顎骨壊死 47
カナマイシン硫酸塩 136
ガバペンチン 72
カフェイン 65
ガランタミン臭化水素酸塩 73
カルシウム拮抗薬 80, 82, 83
カルバマゼピン 72, 107
肝炎ウイルス 129
間質性肺炎 142
間接作用 19
間接覆髄剤 149
感染症 122
緩和療法 5

き

気管支拡張薬 78
気管支喘息治療薬 77
拮抗作用 42, 49
拮抗薬 24
機能的拮抗 49

キャンホフェニック 148
吸収 28, 29
吸収性止血薬 105
吸入麻酔薬 66
競合的拮抗 49
狭心症治療薬 82
強心配糖体 81
協力作用 48
希ヨードチンキ 127
局所作用 19
局所麻酔薬 98, 101
去痰薬 78
緊急薬品 85
菌交代現象 130
筋弛緩薬 62, 70
禁断症状 42

グアヤコール 128, 148
グスペリムス塩酸塩 144
クラリスロマイシン 137
グリコペプチド系抗菌薬 135
グリベンクラミド 51, 93
グリメピリド 93
クリンダマイシン 137
グルタミン酸神経系 64
グルタラール 128
クレオソート 148
クレゾール石ケン 128
クロナゼパム 72
クロニジン塩酸塩 56
クロフィブラート 94
クロラムフェニコール 137
クロルプロマジン塩酸塩 48
クロルヘキシジン塩酸塩 156
クロルヘキシジングルコン酸塩
　　　　　　　　　　126

け

経口投与 29
けいれん発作 50
劇薬 8
化粧品 7
ケタミン塩酸塩 69
血圧値 79
血液/ガス分配係数 67
血液凝固阻止薬 106
血液製剤 106

血液脳関門 32, 64
血管収縮薬 102
血管迷走神経反射 84
結合型 32
血小板輸血 106
血栓溶解薬 107
ケトチフェンフマル酸塩 120
解熱鎮痛作用 118
解熱鎮痛薬 111, 120
ケミカルメディエーター 114
原因療法 4
ゲンタマイシン硫酸塩 136

抗悪性腫瘍薬 140
抗アレルギー薬 78
抗ウイルス薬 138
抗うつ薬 74
抗炎症作用 116
抗ガストリン薬 90
交感神経 54
　抑制薬 79
抗感染作用 18
抗がん薬 140
抗凝固薬 51, 106
抗菌スペクトル 130
抗菌薬 130
口腔カンジダ症 161
口腔乾燥症 47
口腔ケア 163
口腔粘膜疾患 160
口腔扁平苔癬 161
高血圧治療薬 79
抗血小板薬 107
抗コリン薬 89
交差耐性 130
抗真菌薬 138
口唇ヘルペス 160
口唇疱疹 160
抗精神病薬 74
向精神薬 9
酵素阻害 33
酵素誘導 33
抗てんかん薬 72
口内炎 47
高尿酸血症治療薬 94
抗ヒスタミン薬 120
抗病原微生物作用 18

抗不整脈薬 81
興奮作用 18
興奮性シナプス伝達 65
高齢者 38
コカイン塩酸塩 100
呼吸器系 76
黒毛舌 130, 161
骨粗しょう症治療薬 95
骨代謝改善薬 47
コリンエステラーゼ 26
　阻害薬 58, 60
コルチゾン酢酸エステル 116
コレスチミド 94
コレスチラミン 94
根管拡大補助剤 151
根管消毒剤 151
根管清掃剤 151
根管充填剤 152
コンプライアンス 42

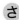

催奇形性 39, 46
再吸収 34
剤形 11
最小致死量 20
最小中毒量 20
最小有効量 20
再生医療等製品 7
最大耐量 20
最大有効量 20
再発性アフタ性口内炎 161
細胞周期 141
催眠鎮静薬（催眠薬） 71
坐剤 13
殺菌作用 123
作動薬 22
作用薬 22
サリドマイド 46
サルファ薬 137
サルブタモール硫酸塩 56, 86
酸化亜鉛 147
酸化亜鉛ユージノール 149
酸化セルロース 105
三環系抗うつ薬 74
暫間的間接覆髄剤 150
酸性非ステロイド性抗炎症薬
　　　　　　　　　　118

し

次亜塩素酸ナトリウム　126, 151
ジアゼパム　47, 71, 72, 86
歯科用ヨード・グリセリン
　　　　　　　　　127, 152
シクロオキシゲナーゼ　26, 115
シクロスポリン　47, 144
ジクロフェナクナトリウム　118
シクロホスファミド水和物
　　　　　　　　　140, 144
刺激作用　18
止血薬　104, 105
脂質異常症治療薬　93
歯周病　93, 156, 157
歯周包帯剤　158
歯周ポケット　156
歯髄鎮静・鎮痛剤　148
ジストニア　74
シスプラチン　140
シトクロム P-450　33
歯内療法　148
歯肉炎　156
歯肉肥大（増殖）　47, 80
ジフェンヒドラミン塩酸塩
　　　　　　　19, 47, 72, 120
ジブカイン塩酸塩　100
ジモルホラミン　66
重金属塩　146
収れん薬　147
主作用　19, 44
受動拡散　28
受容体　22
循環器系　76
消炎酵素薬　120
消化性潰瘍治療薬　88, 89, 119
硝酸銀　125, 146
硝酸薬　83
消毒薬　122, 125
小児　38
小児の薬用量　39
静脈麻酔薬　68
初回通過効果　29
ショック　56
処方せん　10
自律神経系　54
自律神経節　54
ジルチアゼム塩酸塩　47
シルバーポイント　152

腎クリアランス　36
浸潤麻酔法　102
身体的依存　42
シンバスタチン　94
心不全治療薬　81

す

水酸化カルシウム製剤　149, 150
水道水フロリデーション　164
スガマデクスナトリウム　71
スキサメトニウム塩化物水和物
　　　　　　　　　63, 70
スコポラミン臭化水素酸塩水和物
　　　　　　　　　60
スタンダードプリコーション
　　　　　　　　　122
ステロイド骨格　116
ステロイド性抗炎症薬（SAIDs）
　　　　　　　　　116
ストリキニーネ　66
ストレプトマイシン硫酸塩　136
スルピリン水和物　120

せ

生活断髄剤　150
静菌作用　123
制酸薬　90
精神的依存　42
生体利用率（生物学的利用能）　36
生物学的半減期　35
生理学的拮抗　49
セチルピリジニウム塩化物水和物
　　　　　　　　　157, 162
舌下錠　13
セツキシマブ　142
セファクロル　135
セファゾリンナトリウム　135
セファレキシン　135
セフェム系抗菌薬　134
セフカペンピボキシル塩酸塩水和
　　　物　135
セフジトレンピボキシル　135
セフテラムピボキシル　135
セフメタゾールナトリウム　135
セフロキシムアキセチル　135
セボフルラン　48, 68
ゼラチン　105
セロトニン　74

セロトニン・ノルアドレナリン再
　　取り込み阻害薬（SNRI）　74
全身作用　19
全身的偶発症　84, 85
選択作用　19
選択的セロトニン再取り込み阻害
　　薬（SSRI）　74
前臨床試験　16

そ

相加作用　48
象牙質知覚過敏症　149
相互作用　48
相乗作用　48
促進拡散　29
組織プラスミノーゲンアクチベー
　　ター　107

た

胎児毒性　39
代謝　28, 33
対症療法　5
耐性　41, 111, 130
体性神経系　54
第四級アンモニウム塩　129
耐量　20
唾液分泌　59
タキフィラキシー　41
タクロリムス水和物　144
脱分極性筋弛緩薬　70
ダビガトランエテキシラートメタ
　　ンスルホン酸塩　107
タモキシフェンクエン酸塩　142
単純拡散　28
単純ヘルペスウイルス感染症
　　　　　　　　　160
単純疱疹　160
タンニン酸アルブミン　147

ち

チアミラールナトリウム　68
チアラミド塩酸塩　119
チオペンタールナトリウム
　　　　　　　　　48, 68
蓄積　34, 41
致死量　21
チトクローム P-450　33
チモール　129

中枢神経系　64
中枢性鎮痛薬　111
中毒量　20
腸肝循環　34
調剤薬　11
直接作用　19
直接覆髄剤　150
治療係数　21
鎮咳薬　78, 112
鎮痛作用　111

痛覚　110

定型抗精神病薬　74
テガフール　141
デカリニウム塩化物　162
デキサメタゾン　116, 162
デキサメタゾンリン酸エステルナトリウム　95
デスフルラン　68
テセロイキン　145
テトラカイン塩酸塩　100
テトラサイクリン系抗菌薬
　　47, 50, 107, 136, 157
テリパラチド酢酸塩　96
伝達麻酔法　102
添付文書記載事項　42

と
糖質コルチコイド受容体　116
糖尿病治療薬　92
投与時間　40
ドキサプラム塩酸塩水和物　66
ドキシサイクリン塩酸塩水和物
　　137
毒薬　8
トスフロキサシントシル酸塩水和
　物　136
ドネペジル塩酸塩　73
トラネキサム酸　106
トリアムシノロンアセトニド
　　116, 162
トリクロサン　127, 157
トローチ剤　13
トロンビン　105

内因性発痛物質　110
ナテグリニド　93
ナプロキセン　95
ナロキソン塩酸塩　112

に
ニカルジピン塩酸塩　47
ニコチン受容体　54, 58
ニコモール　94
二重盲検法　17
ニセリトロール　94
ニトログリセリン　86
ニフェジピン　47, 86
日本薬局方　5
ニューキノロン系抗菌薬
　　50, 136
妊婦　39

ネオスチグミンメチル硫酸塩
　　60, 63, 70

能動輸送　29
ノルアドレナリン　54, 56, 74
ノルアドレナリン作動性・特異的
　セロトニン作動性抗うつ薬
　（NaSSA）　74

パーキンソン病治療薬　73, 74
バイオアベイラビリティ　36
配合注意　11
配合不可　11
配合不適　11
配合変化　11
排泄　28, 34
バイタルサイン　84
バカンピシリン塩酸塩　134
白板症　161
パクリタキセル　141
バシリキシマブ　145
バッカル錠　13
白血病　141
歯の形成不全と着色　47
パラクロロフェノール・カンフル
　　128, 148

パラクロロフェノール・グアヤ
　コール　148
パラホルムアルデヒド　128, 152
バルビツール酸誘導体
　　68, 69, 71
バルプロ酸ナトリウム　72
ハロタン　68
バンコマイシン塩酸塩　135

ひ
ピオグリタゾン塩酸塩　93
非競合的拮抗　49
ヒスタミン　114
ヒスタミン H_2 受容体拮抗薬　89
非ステロイド性抗炎症薬
　（NSAIDs）　89, 111, 118, 119
ビスホスホネート製剤　47
ヒ素化合物　146, 147
非脱分極性筋弛緩薬　70
ビタミンC　106
ビタミンK製剤　106, 107
ビダラビン　138, 161, 162
非定型抗精神病薬　74
人免疫グロブリン　145
ヒドロコルチゾン　116, 162
非ピリン系解熱鎮痛薬　120
肥満細胞　114
非ユージノール系歯周包帯剤
　　158
病因療法　4
表面麻酔法　102
日和見感染　122
ピリン系解熱鎮痛薬　120
非臨床試験　16
ピロカルピン塩酸塩　59
ピロキシカム　118
ピロリ菌　89, 90
ビンクリスチン硫酸塩　141

フェキソフェナジン塩酸塩　120
フェニトイン　47, 72
フェノール　128
　係数　124
フェノール・カンフル　128, 148
フェノール・チモール　148
フェノバルビタール　72
フェリプレシン　102

フェンタニルクエン酸塩　112
副交感神経　54
副作用　19, 44
副腎皮質ステロイド　77, 86
服薬遵守　42
服用時間　40
不顕性感染　122
腐食薬　146
不整脈　81
普通石ケン　129
フッ化ジアンミン銀
　　　　　　125, 149, 165
フッ化第一スズ　165
フッ化ナトリウム　149, 164
フッ化物　47, 164, 165
フラジオマイシン硫酸塩　136
ブラジキニン　110, 115
プラスチックポイント　152
プラセボ効果　17, 40
プラゾシン塩酸塩　57
プラバスタチンナトリウム　94
フラボノイド　106
フルオロアパタイト　166
フルオロウラシル　141
フルコナゾール　107
フルタミド　142
フルニトラゼパム　71
フルマゼニル　71
ブレオマイシン塩酸塩　140
プレドニゾロン　116
プレドニゾロンコハク酸エステル
　ナトリウム　95
プロカイン塩酸塩　100
プロスタグランジン
　　　　　　　90, 110, 115
プロドラッグ　33, 119
プロトンポンプ阻害薬　90
プロピトカイン塩酸塩　100
プロブコール　94
プロプラノロール塩酸塩　57
プロベネシド　52, 95
プロポフォール　69
分泌　34
分布　28, 32

ベクロニウム臭化物　62, 70

ベクロメタゾンプロピオン酸エス
　テル　162
ペニシリン系抗菌薬　133, 135
ヘパリン　107
ベラパミル塩酸塩　47
ヘリコバクター・ピロリ　89
ヘルペス性口内炎　160
ベンザルコニウム塩化物
　　　　　　　　　129, 157
ベンジルペニシリンカリウム
　　　　　　　　　52, 133
ベンゼトニウム塩化物　129, 162
ベンゾジアゼピン誘導体　69, 71
ペンタゾシン　112

疱疹性口内炎　160
ボグリボース　93
補充作用　18
補充療法　5
ホスホマイシンカルシウム水和物
　　　　　　　　　　135
ホスホリパーゼ A_2　115
保存条件　15
保存容器　14
発作治療薬　95
ポビドンヨード　127, 158, 162
ポリエンマクロライド系抗菌薬
　　　　　　　　　　138
ポリペプチド系抗菌薬　135
ポリミキシンB硫酸塩　136
ホルマリン・クレゾール
　　　　　　　　　128, 151

マイトマイシンC　140
マクロライド系抗菌薬　137
麻酔深度　67
麻酔前投薬　69
麻薬　8
麻薬及び向精神薬取締法　9
麻薬性鎮痛薬　111
慢性骨髄性白血病　142

ミコナゾール　161, 162
ミダゾラム　71

ミノサイクリン塩酸塩
　　　　　　47, 137, 157
ミノドロン酸水和物　95

無効量　20
ムスカリン受容体　55, 58

メタンフェタミン塩酸塩　57
メチシリン耐性黄色ブドウ球菌
　　　　　　　　　　134
メチルパラベン　44
滅菌　123
メテノロン酢酸エステル　96
メトトレキサート　140
メトヘモグロビン血症　102
メトホルミン塩酸塩　93
メナテトレノン　96
メピバカイン塩酸塩　100
メフェナム酸　107, 118
メルカプトプリン水和物　141
免疫賦活薬　145
免疫抑制薬　144

モノフルオロリン酸ナトリウム
　（MFP）　165
モルヒネ塩酸塩水和物
　　　　　41, 69, 110, 112

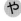
薬物アレルギー　44
薬物依存　41
薬物過敏症　44
薬物相互作用　28
薬物耐性　33, 41
薬物動態　28
　　パラメーター　35
薬物動態学的相互作用　50
薬用量　20
薬理学的拮抗　48
薬力学的相互作用　48

有害作用　44
有効期限　15
有効血中濃度　130

有効量　20
ユージノール　129
ユージノール系歯周包帯剤　158
遊離型　32

よ

要指導医薬品　7
ヨウ素　127, 152
用量-反応曲線　21
ヨード・グリセリン　152
ヨードチンキ　127, 152
ヨードホルム　127
抑制作用　18
抑制性シナプス伝達　65
予防療法　5
四環系抗うつ薬　74

ら

ラタモキセフナトリウム　135
ラロキシフェン塩酸塩　96

り

離脱症状　42
リドカイン塩酸塩　100
利尿薬　80
リバーロキサバン　107
リバスチグミン　73
リポキシゲナーゼ　115
リポコルチン　116
硫化アルミニウムカリウム水和物　147
リンコマイシン塩酸塩水和物　137
リンコマイシン系抗菌薬　137
リン酸酸性フッ化ナトリウム（APF）　165
臨床試験　16

れ

レニン-アンジオテンシン系抑制薬　80
レボドパ　73
レボフロキサシン水和物　136
連用　41

ろ

ロイコトリエン類　115
ろ過　29, 34
ロキソプロフェンナトリウム水和物　118
ロクロニウム臭化物　70
ロメフロキサシン塩酸塩　136

わ

ワックス　105
ワルファリンカリウム　51, 107

欧文・数字

AUC　35
Ca^{2+}チャネル　25
d-クロルフェニラミンマレイン酸塩　120
d-ツボクラリン　62
ED_{50}　21
EDTA　26, 151
FC　151
GABA神経系　64
H_1受容体　120
I型アレルギー性疾患　120
LD_{50}　21
MAC　67
MRSA　134
Na^+-K^+ポンプ　25
Na^+チャネル　25, 98
　抑制薬　81
Reye症候群　119
α受容体　55
β受容体　55, 82, 83
βラクタム系抗菌薬　133
20%ブドウ糖液　86

歯科衛生士テキスト　最新薬理学	
2017 年 1 月 10 日	第 1 版第 1 刷発行
2019 年 9 月 10 日	第 1 版第 2 刷発行
2021 年 9 月 10 日	第 1 版第 3 刷発行
2024 年 9 月 10 日	第 1 版第 4 刷発行

編　者　大浦　　清
　　　　戸苅　彰史
発行者　百瀬　卓雄
発行所　株式会社 学建書院
〒 112-0004　東京都文京区後楽 1-1-15-3F
TEL（03）3816-3888
FAX（03）3814-6679
http://www.gakkenshoin.co.jp
印刷製本　三報社印刷㈱

Ⓒ Kiyoshi Ohura, Akifumi Togari, 2017. printed in Japan ［検印廃止］

[JCOPY]〈(一社)出版者著作権管理機構　委託出版物〉
本書の無断複写は著作権法上での例外を除き禁じられています．複写される場合は，そのつど事前に，(一社) 出版者著作権管理機構 (電話 03-5244-5088, FAX 03-5244-5089) の許諾を得てください．

ISBN978-4-7624-0168-8